Kohlhammer

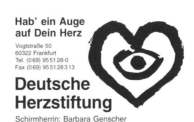

Ratgeber für
Patienten und Angehörige

Hermann Delbrück

- *Brustkrebs*
- *Magenkrebs*
- *Lungenkrebs*
- *Prostatakrebs*
- *Krebsschmerz*
- *Darmkrebs*
- *Künstlicher Darmausgang nach Krebs*

Gerhard Blümchen

- *Herzinfarkt*

Peter Reisky

- *Osteoporose*

Gerhard Hiendlmayer

Gerinnungshemmer

Ein praktischer Ratgeber mit Anleitung zur
Selbstkontrolle von Quick- und INR-Wert

Verlag W. Kohlhammer
Stuttgart Berlin Köln

Die Deutsche Bibliothek – CIP-Einheitsaufnahme

Hiendlmayer, Gerhard:
Gerinnungshemmer : ein praktischer Ratgeber mit Anleitung zur Selbstkontrolle von Quick- und INR-Wert / Gerhard Hiendlmayer. – Stuttgart ; Berlin ; Köln : Kohlhammer, 1998
(Ratgeber für Patienten)
ISBN 3-17-014476-6

Wichtiger Hinweis: Der Leser darf vertrauen, daß Autor und Verlag mit größter Sorgfalt gearbeitet und den medizinischen Wissensstand bis zur Fertigstellung dieses Buches berücksichtigt haben. Für Angaben zu Dosierungen und Applikationsformen kann vom Verlag keine Gewähr übernommen werden. Jeder Leser ist verpflichtet, sehr vorsichtig mit den gegebenen Hinweisen zur Dosierung umzugehen und an die Störmöglichkeiten bei der Therapie mit Gerinnungshemmern zu denken. Jeder Patient wird individuell etwas anders reagieren.

Alle Rechte vorbehalten
© 1998 W. Kohlhammer GmbH
Stuttgart Berlin Köln
Verlagsort: Stuttgart
Gesamtherstellung:
W. Kohlhammer Druckerei GmbH + Co. Stuttgart
Printed in Germany

Inhalt

Vorwort

Liebe Patientin, lieber Patient,

die Zahl der Personen, die wegen einer künstlichen Herzklappe Gerinnungshemmer einnehmen müssen, steigt ständig. Außerdem gibt es viele Herz- und Gefäßerkrankungen, die zeitweise oder lebenslang mit einem erhöhten Thromboserisiko einhergehen. Nicht zu vergessen sind die Personen, die auf Grund einer familiären Veranlagung zu Thrombosen neigen. Wenn Sie zu einer dieser Gruppen gehören, hat Ihnen wahrscheinlich der Arzt ein Medikament verschrieben, das die Blutgerinnung herabsetzt und damit Thrombosen verhindern soll. Handelt es sich um ein Medikament aus der Gruppe der *Cumarine*, z. B. *Marcumar®*, muß die Einnahme dieses Medikaments in regelmäßigen Zeitabständen durch einen Labortest überwacht werden. Vielleicht sind Sie beunruhigt, weil Sie nicht genau wissen, was bei Einnahme dieser Medikamente in Ihrem Körper passiert und wie Sie sich richtig verhalten müssen.

In diesem Buch soll erklärt werden, wie die Blutgerinnung funktioniert und wie die verschiedenen Gerinnungshemmer in dieses System eingreifen. Es werden die *Acetylsalicylsäure*, das ist z. B. das bekannte *Aspirin®* und die Anwendung der *Heparine* besprochen. Besonders ausführlich wird die Anwendung und Kontrolle der Cumarintherapie vorgestellt. Da es seit einiger Zeit Geräte auf dem Markt gibt, mit denen Sie Ihren Gerinnungswert (INR- bzw. Quick-Wert) zu Hause bestimmen können, wird auf diese sogenannte Selbstkontrolle ausführlich im letzten Teil dieses Buches eingegangen.

Da ich 12 Jahre als Oberarzt in einer Gerinnungsambulanz tätig war, kenne ich die großen und kleinen Probleme der Patienten. Ich habe mehrere Jahre lang Schulungen für Patienten durchgeführt, die zu Hause ihren Gerinnungswert bestimmen wollten. Diese Patienten müssen natürlich besonders gut über die Wirkungsweise, die Nebenwirkungen und die möglichen Gefahren der Cumarintherapie Bescheid wissen. Das Begleitheft zu diesen Schulungen war der Vorgänger dieses Buches.

Mein Dank gilt Herrn Dr. Müller-Beißenhirtz (Arzt für Laboratoriumsmedizin und Ärztlicher Direktor des Institutes für Klinische Chemie und Laboratoriumsmedizin am Bürgerhospital, Stuttgart), mit dem ich zusammen die Schulungen durchgeführt habe, für seine vielfältigen Anregungen und die Durchsicht des Manuskriptes. Besonderer Dank gilt meiner Frau Heidi, die mich in vieler Hinsicht unterstützt hat. Ihr und meinen Eltern widme ich dieses Buch.

Gerhard Hiendlmayer   Straubing, im August 1997

1 Wie funktioniert die Blutgerinnung?

1.1 Wie läuft die Gerinnung prinzipiell ab?

Gerinnung ist eine lebensnotwendige Eigenschaft des Blutes. Ohne eine funktionierende Gerinnung würde der Mensch bei der kleinsten Verletzung, sei es an der Haut oder im Magen-Darm-Trakt, verbluten. Darum ist es auch verständlich, daß sich in der Natur mehrere Systeme mit dem Ziel entwickelt haben, Blutungen einzudämmen und zu stoppen. Diese Systeme greifen einerseits ineinander, können aber auch bei einer Störung eines Systems das andere zumindest teilweise ersetzen.

Die drei tragenden Säulen der Blutgerinnung

Die drei tragenden Säulen der Blutgerinnung sind die Gefäße, die Thrombozyten und die Gerinnungsfaktoren (Abbildung 1).
Die Gefäße: Die erste Phase der Blutstillung wird auch als *primäre Hämostase* bezeichnet, und man versteht darunter das Zusammenziehen (die Kontraktion) der Gefäße und das Verkleben der Blutplättchen. Die Gefäße haben auf Grund einer Schicht von Muskelzellen die Fähigkeit, sich zusammenzuziehen und sich dadurch zu verschließen. Den Impuls dazu bekommen sie durch Substanzen, die aus der verletzten Gefäßwand und den aktivierten Blutplättchen freigesetzt werden. Im verlangsamten oder gänzlich gestoppten Blutstrom können dann die weiteren Gerinnungsvorgänge reibungslos ablaufen.
Die Thrombozyten (Blutplättchen): Die Thrombozyten werden durch Kontakt mit Bindegewebe oder durch einen Gerinnungsfaktor aktiviert, das heißt, sie verändern ihre Form: Aus der runden Form stülpen sich Füßchen, sogenannte Fortsätze, heraus. Gleichzeitig wird ihre Oberfläche klebriger, und sie können sich an die Gefäßinnenwand an-

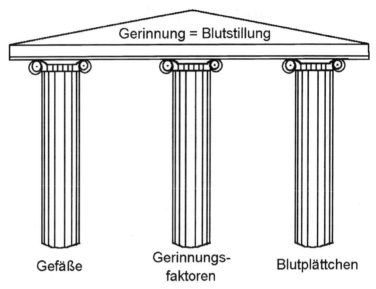

Abb. 1: Die drei Säulen der Gerinnung
Das Zusammenziehen der Gefäße
die Anlagerung von Blutplättchen
die Aktivierung der Gerinnungsfaktoren im Blut

heften (*Adhäsion*). Sie verkleben mit Hilfe ihrer Fortsätze auch untereinander (*Aggregation*) und geben Inhaltsstoffe frei, die wiederum die Gefäße verengen und neue Plättchen zur Anlagerung anregen. So bildet sich ein Pfropf, der mit der Innenseite des verletzten Gefäßes verbacken ist und der die Blutung stillt (Abbildung 2).

Die Gerinnungsfaktoren: Gerinnungsfaktoren sind Eiweißstoffe, die als inaktive Vorstufen im Blut vorhanden sind. Sie werden durch die Thrombozyten oder durch das verletzte Gewebe selbst aktiviert. Dadurch setzt ein Prozeß der gegenseitigen Stimulierung und Verstärkung der Faktoren ein.

Als letztes Glied in der Reihe von aktivierten Gerinnungsfaktoren entsteht aus der Vorstufe *Fibrinogen* das *Fibrin*. Dieses Fibrin fällt regelrecht aus, d. h. es ist nun nicht mehr flüssig, sondern zunächst gallertartig und dann fest (*sekundäre Hämostase*). Man sagt, das Blut ist ge-

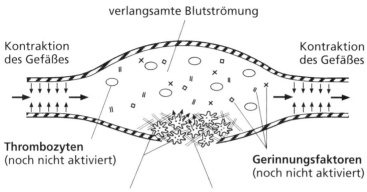

verlangsamte Blutströmung

Kontraktion
des Gefäßes

Kontraktion
des Gefäßes

Thrombozyten
(noch nicht aktiviert)

Gerinnungsfaktoren
(noch nicht aktiviert)

Aktivierte Thrombozyten
bilden Fortsätze aus, verkleben
miteinander und setzen Inhaltsstoffe frei (zur Gefäßverengung
und Anlagerung von weiteren
Thrombozyten)

Fibrin wird durch aktivierte
Gerinnungsfaktoren gebildet
(Vernetzung der Fibrin-
moleküle zur Stabilisierung)

Abb. 2: Die Vorgänge bei der Blutstillung an einem verletzten Gefäß
bis zum vollständigen Abdichten der Wunde
1. Zusammenziehen der glatten Gefäßmuskulatur zur Verminderung
des Blutstroms
2. Aktivierung, Anlagerung und Verklebung von Thrombozyten untereinander
3. Aktivierung der Gerinnungsfaktoren mit Bildung von Fibrin und
dessen Quer- und Längsvernetzung

ronnen. Fibrin ist also der Eiweißstoff, der zusammen mit den Thrombozyten für die »Abdichtung« des verletzten Gefäßes und damit für
die Blutgerinnung verantwortlich ist (Abbildung 2).

Wie wirken die Gerinnungsfaktoren?

Die Gerinnungsfaktoren werden in der Leber gebildet und an das Blut
abgegeben. Es gibt Faktoren, die die Gerinnung *(Koagulation)* auslösen und verstärken, aber es gibt auch Faktoren, die gegensätzlich wirken und die Gerinnung hemmen *(Antikoagulation)* und wieder andere, die schon gebildete Gerinnsel wieder auflösen können.

Wie oben erwähnt, werden die gerinnungsauslösenden Faktoren durch eine Verletzung oder Blutung aktiviert. Diese Aktivierung der Gerinnung ist ein komplexer Vorgang, der durch verschiedene Reize ausgelöst werden kann, wie z. B. durch die Freisetzung von Substanzen aus dem verletzten Gewebe oder einfach durch die Berührung mit Oberflächen, die bei einer Wunde freigelegt werden, wie z. B. Kollagen (der Hauptbestandteil des Bindegewebes). Erfolgt der Start der Gerinnung über freiwerdenden Gewebefaktor (Gewebethromboplastin), spricht man vom *exogenen System* (Abbildung 3, rechte Aktivierung). Erfolgt die Aktivierung dagegen durch Fremdoberflächen wird das *endogene System* (Abbildung 3, linke Aktivierung) angeregt. Der Ablauf der beiden Systeme ist ein sehr komplizierter Prozeß, bei dem viele einzelne Gerinnungsfaktoren beteiligt sind und sich nacheinander aktivieren. Von den hier beteiligten Gerinnungsfaktoren, die mit römischen Ziffern (Gerinnungsfaktor I bis XIII) bezeichnet werden, werden wir im Laufe dieses Buches noch einige genauer kennenlernen. Die gemeinsame Endstrecke (unterer, dunkel schraffierter Bereich der beiden Gerinnungsabläufe in Abbildung 3) läuft bei beiden Systemen gleich ab. Die einzelnen Faktoren des exogenen und endogenen Systems greifen aber auch ineinander und aktivieren sich gegenseitig. Wichtig ist auch, daß Calcium-Ionen vorhanden sind, denn sie werden an vielen Stellen benötigt. Die gemeinsame Endstrecke führt schließlich zur Bildung von *Thrombin (Faktor II)*. Dieses wiederum wandelt das lösliche *Fibrinogen (Faktor I)* - ein Eiweißstoff, der in hoher Konzentration im Blut vorhanden ist – zu einer unlöslichen Eiweißmasse, dem *Fibrin* um.

Ein spezieller Gerinnungsfaktor, der *Faktor XIII*, ist für die endgültige Stabilisierung des Gerinnsels verantwortlich. Er bewirkt, daß das Fibrin längs- und quervernetzt wird. Das defekte Gefäß wird also aus einem Pfropf aus vernetztem Fibrin und den zusammengelagerten und verklebten Blutplättchen abgedichtet (siehe Abbildung 2). Unter dieser »Abdichtung« kann dann in Ruhe die Wundheilung mit der Bildung neuen Bindegewebes einsetzen.

Die gerinnungshemmenden Faktoren, die an verschiedenen Stellen in den oben erwähnten Gerinnungsablauf eingreifen, sollen verhindern, daß über das Verschließen der Blutungsquelle hinaus die Gerinnselbildung sich weiter auf das übrige Blutsystem ausdehnt. Sonst würde das Gerinnsel immer weiter wachsen und schießlich alle Gefäße verschließen.

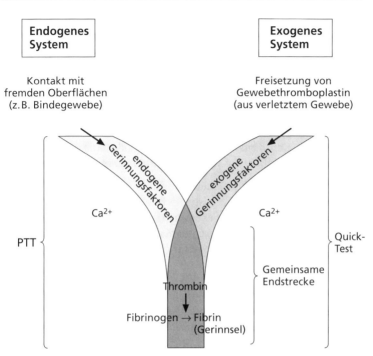

Endogenes System

Kontakt mit fremden Oberflächen (z.B. Bindegewebe)

Exogenes System

Freisetzung von Gewebethromboplastin (aus verletztem Gewebe)

endogene Gerinnungsfaktoren

exogene Gerinnungsfaktoren

Ca^{2+}

Ca^{2+}

PTT

Quick-Test

Thrombin

Gemeinsame Endstrecke

Fibrinogen → Fibrin (Gerinnsel)

Abb. 3: Entstehung von Fibrin (eines Blutgerinnsels) exogenes und endogenes System:

Das endogene System wird durch oberflächenaktive Substanzen aktiviert, während das exogene System durch Thromboplastin aus dem verletzten Gewebe aktiviert wird. Beide Gerinnungsaktivierungen führen in der gemeinsamen Endstrecke zur Bildung von Thrombin. Das entstehende Thrombin wandelt dann Fibrinogen in Fibrin um. Außerdem sind für fast alle Schritte der Gerinnungsaktivierung Calcium-Ionen notwendig. Mit den Gerinnungstesten Quick-Test und partielle Thromboplastinzeit (PTT) können die beiden Systeme im Labor geprüft werden. Der Quick-Test erfaßt die Gerinnungsfaktoren des exogenen Systems, während die PTT das endogene System testet.

> *»Thrombosis«* ist griechisch und bedeutet Blutgerinnung. Eine Thrombose ist also ein Gerinnsel, das in einem Gefäß entsteht und dieses teilweise oder ganz verschließt.

Schon 1856 hat VIRCHOW erkannt, daß die Entstehung der Thrombose von drei Ursachen abhängt (sogenannte Virchowsche Trias):

1. **Beschaffenheit der Gefäßwand:** Arteriosklerotische Veränderungen, z. B. durch Verkalkung der Gefäßwände, begünstigen die Anlagerung weiterer Thrombozyten und Fibrin. Es kann zu einem vollständigen Verschluß des Gefäßes kommen.

2. **Veränderung der Blutströmung:** Ergibt sich eine Strömungsverlangsamung, z. B. durch eine starke Erweiterung oder Aussackung des Gefäßes (*Aneurysma*), ist die Gefahr der Bildung eines Gerinnsel groß.

3. **Bluteigenschaften:** Die inneren Eigenschaften des Blutes wurden erst in den letzten Jahren intensiver erforscht. Man faßt die verstärkte Neigung, Thrombosen zu bekommen, unter dem Begriff *Thrombophilie* zusammen. Insbesondere können fehlende bzw. gestörte Gerinnungshemmsysteme zu einer verstärkten Gerinnungsaktivierung führen.

Es gibt zwei wichtige Gerinnungshemmsysteme, die in die Aktivierung der Gerinnungsvorgänge bremsend bzw. steuernd eingreifen (Abbildung 4). Das ist einmal das *Antithrombin III,* das vor allem als Hemmfaktor gegen Thrombin und aktivierten Faktor X (Faktor zehn), aber auch an vielen anderen Stellen wirkt. Ein weiteres Hemmsystem bilden zwei Gerinnungsproteine, das sogenannte *Protein C* und das *Protein S,* die beide zusammenwirken. Man sagt das Protein S ist der Kofaktor des Protein C, weil es seine Wirkung erheblich verstärkt. Die Angriffspunkte von Protein C (und Protein S) sind die aktivierten Gerinnungsfaktoren VIII und V, die gespalten und dadurch unwirksam gemacht werden. Diese Hemmsysteme können also bei Bedarf eingreifen und verhindern eine überschießende und zu schnell ablaufende Gerinnung.

Zwischen gerinnungsaktivierenden und gerinnungshemmenden Faktoren sollte also stets ein Gleichgewicht bestehen. So wird beim Verschließen einer Wunde oder Operationsnaht zuerst die Gerinnung aktiviert, und es entsteht das Blutgerinnsel aus Fibrin und Blutplättchen. Danach muß die Gerinnung wieder gestoppt und eine weitergehende und auf andere Gefäße übergreifende Gerinnselbildung (Thrombosierung) blockiert werden.

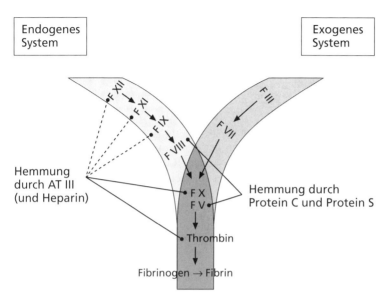

Abb. 4: Hemmsysteme der Gerinnung
Hemmung durch Antithrombin III (AT III):
Starke Hemmung von Thrombin und Faktor (= F) X; geringere Hemmung (gestrichelte Linien) an verschiedenen anderen Stellen des Gerinnungssystems.
Hemmung der Faktoren VIII und V durch Protein C (und Protein S)

Warum ist ein stabiles Gleichgewicht zwischen aktivierenden und hemmenden Faktoren wichtig?

Im Körper laufen ständig Gerinnungsvorgänge ab. So werden z. B. bereits durch heftige Bewegungen oder beim Anstoßen an harte Gegenstände kleinste Gefäße verletzt, die abgedichtet werden müssen. Es findet also laufend eine praktisch unmerkliche Gerinnung statt, die sich aber nie ausweitet und Schaden anrichtet. Aktivierende und hemmende Gerinnungsfaktoren sind hier im Gleichgewicht.
Fehlt einer der aktivierenden Gerinnungsfaktoren, wie z. B. bei der sogenannten Bluter-Krankheit der Faktor VIII oder IX (*Hämophilie A oder B*), kann selbst eine kleine Verletzung zu einer starken und sogar lebensgefährlichen Blutung führen. Die Bluterkrankheit entsteht

durch einen genetischen Defekt des x-Chromosoms (Geschlechtschromosom) und wirkt sich dadurch praktisch nur bei männlichen Nachkommen aus. Eine andere Ursache für verstärkte Blutungen ist der *erworbene* Mangel an Gerinnungsfaktoren. Dies ist z. B. bei Lebererkrankungen oder beim Ausbilden von Antikörpern gegen Gerinnungsfaktoren der Fall (siehe dazu das Schema einer Waage, Abbildung 5). Bei der Verminderung der aktivierenden Gerinnungsfaktoren neigt sich der Balken nach rechts zur Blutungsgefahr.

Umgekehrt führt ein Fehlen der *hemmenden* Gerinnungsfaktoren zu einem Ungleichgewicht in die andere Richtung (der Balken hängt nach links), und es kommt zu einer überschießenden Gerinnung, also zur Ausbildung eines Blutgerinnsels (Thrombose). Hier müssen die vererbbaren Mangelzustände des Antithrombin III, Protein C und Protein S erwähnt werden. Wie später noch ausführlicher behandelt wird, müssen diese Defekte nicht unmittelbar zu einer Thrombose führen, sondern können sich eventuell erst dann zeigen, wenn ein zusätzlicher Risikofaktor hinzukommt.

Ein Ungleichgewicht (Waagebalken hängt nach links,) entsteht auch, wenn vermehrt aktivierende Faktoren vorhanden sind. Dies ist meist bei oder nach einer Operation oder größeren Verletzung der Fall

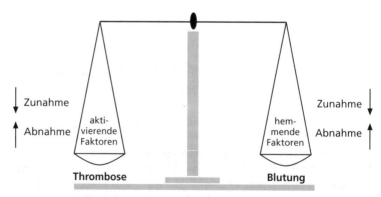

Abb. 5:   Gleichgewicht der Gerinnung (nach Dr. Müller-Beißenhirtz)
Zunahme der aktivierenden Faktoren oder Abnahme der hemmenden
Faktoren führt zu einer Thrombose. Umgekehrt führt eine Abnahme
der aktivierenden Faktoren oder Zunahme der hemmenden Faktoren zu
einer Blutungsneigung.

(übermäßige Freisetzung von Gewebethromboplastin). Darum kommt es dann leicht zu den gefährlichen Thrombosen und Embolien.

Welche Bedeutung hat das Fibrinolysesystem?

Auch unter normalen Bedingungen laufen im Körper ständig geringe Gerinnungsaktivierungen ab. Demzufolge werden auch immer winzige Fibrinablagerungen entstehen. Um die Gefäße nicht zu verstopfen, müssen alle diese Gerinnsel wieder abgebaut werden. Blutgerinnung und Fibrinolyse stehen daher miteinander in einem dynamischen Gleichgewicht (Abbildung 6).

Das hocheffektive Fibrinolysesystem, das entstandenes Fibrin abbaut, kann durch verschiedene Substanzen in Gang gesetzt werden. Das wichtigste aktivierende Enzym ist der *Gewebe-Plasminogen-Aktivator (t-PA: tissue-Plasminogen-Activator)*, der aus dem Endothel freigesetzt wird. Zu nennen ist ferner die *Urokinase*, ein Protein, das ursprünglich aus dem Urin isoliert wurde, aber auch in vielen Geweben vorkommt. Es ist auch im Blut als Vorstufe vorhanden und kann bei Bedarf aktiviert werden. Der zur medikamentösen Auflösung eines Thrombus eingesetzte Eiweißstoff *Streptokinase* kommt im Blut nicht vor. Er wird aus bestimmten Bakterien, den *Streptokokken*, gewonnen und seit vielen Jahren eingesetzt. Ein Nachteil der Streptokinase ist die Tatsache, daß es ein bakterielles Enzym ist, gegen das der Mensch Antikörper ausbilden kann. Dann ist die Wirksamkeit der Therapie nicht mehr so hoch.

Diese drei Substanzen, der Gewebe-Plasminogen-Aktivator (t-PA), die Urokinase und die Streptokinase, werden **Fibrinolytika** genannt. Sie werden in der Klinik als hochwirksame Medikamente zur Thromboseauflösung eingesetzt.

Die Aktivierung des Fibrinolysesystems geschieht hauptsächlich dort, wo es erforderlich ist, nämlich am Thrombus selbst. Auch eine Aktivierung des im Thrombus mit eingeschlossenen Plasminogens kann erfolgen, so daß das Gerinnsel nicht nur von außen, sondern auch von innen her aufgelöst wird. Wichtig ist auch, daß die Fibrinolyse in ihrer Ausdehnung auf den Thrombus begrenzt bleibt. Dafür sorgen dann wiederum Hemmstoffe, die im Blut verteilt sind und bei einer übermäßigen Fibrinolyse ihre Wirkung entfalten.

Wie Sie in diesem Abschnitt erfahren haben, ist die Bildung und Auflö-

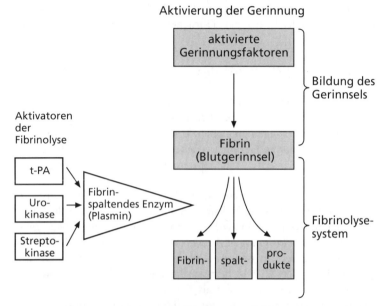

Auflösung des Gerinnels
Abb. 6:   Bildung und Auflösung eines Blutgerinnsels (Fibrinbildung
und Fibrinolyse)
Oberer Teil des Bildes:
Bildung des Gerinnsels über die Aktivierung der Gerinnungsfaktoren
Unterer und linker Teil des Bildes:
Auflösung des Gerinnsels durch das fibrinspaltende Enzym Plasmin. Die
körpereigene oder medikamentöse Aktivierung der Fibrinolyse geschieht
über die Aktivatoren t-PA (Gewebe-Plasminogen-Aktivator), Urokinase
oder Streptokinase. Fibrin wird in die sogenannten Fibrinspaltprodukte
zerlegt.

sung eines Blutgerinnsels ein hochkomplexer Vorgang. Jeder Schritt
wird durch aktivierende und hemmende Faktoren kontrolliert. Das
gesamte Gerinnungssystem einschließlich der Thrombozyten befindet
sich in einem Gleichgewicht. Ist einer dieser Kontrollmechanismen defekt, oder fehlt eine wichtige Substanz, kommt es entweder zu einer
überschießenden Gerinnung, also einer Thrombose, oder zu einer lang
anhaltenden Blutung.
Haben Sie eine künstliche Herzklappe oder einen Bypass, ist bei Ihnen

das Gleichgewicht der Gerinnung zu einer verstärkten Gerinnselbildung (Thrombophilie) verschoben. Darum müssen Sie laufend Gerinnungshemmer einnehmen, um das verschobene Gleichgewicht wieder ins Lot zu bringen und um zu vermeiden, daß eine Thrombose entsteht. Wie die einzelnen Gerinnungshemmer in dieses hochkomplizierte System eingreifen, wird im nächsten Kapitel besprochen.

1.2 Die Geschichte der Gerinnungshemmer

Klinisch verwendbare Gerinnungshemmer wurden erst in unserem Jahrhundert entdeckt und in breitem Maße angewandt. Die wichtigsten Gerinnungshemmer, die heute verwendet werden, sind *Heparin*, die *Cumarine* und die *Acetylsalicylsäure* (ASS). Lange Zeit stand nur das Heparin zur Verfügung, das aber nur intravenös oder subkutan (unter die Haut) gespritzt werden konnte. Es bedeutete einen großen Fortschritt, als eine neue Stoffklasse, die Cumarine, entdeckt wurden, weil sie als Tabletten eingenommen werden konnten und noch dazu sehr wenig Nebenwirkungen hatten.

Vom Süßklee zur klinischen Anwendung der Cumarine

Etwa gleichzeitig mit der Entdeckung des Vitamin K, dem »Gerinnungsvitamin«, wurden auch seine Gegenspieler, die Cumarine, gefunden. In den zwanziger Jahren verstarben viele Kühe in Amerika und Kanada an inneren Blutungen. Diese Krankheit wurde »Süßkleekrankheit« genannt, denn man hatte herausgefunden, daß das Fressen von verdorbenem Süßklee zu dieser Krankheit führte. Erst einige Jahre später konnte die dafür verantwortliche Substanz identifiziert werden; es handelte sich um das *Dicumarol* (ein Cumarinabkömmling), das besonders reichlich im verfaulenden Klee, aber auch in vielen anderen Pflanzen zu finden ist. Auf der Grundlage dieses natürlichen Stoffes werden heute verschiedene *Cumarinabkömmlinge* industriell hergestellt und als Gerinnungshemmer vertrieben. Seit den vierziger Jahren ist auch ihre genaue Wirkungsweise bekannt. Sie hemmen die Bildung

von sechs der wichtigsten Gerinnungsfaktoren, indem sie in der Leber
das Vitamin K verdrängen.

Das Heparin als Gerinnungshemmer

Bei Versuchen, gerinnungsaktive Substanzen zu reinigen, entdeckte
der Amerikaner McLEAN 1916 eine Substanz, welche die Gerinnung
stark hemmte. Diese Substanz wurde *Heparin* genannt, da sie erstmalig aus der Leber (griechisch »hepar«) isoliert wurde. Experimente von
zwei weiteren Gerinnungsforschern zeigten dann, daß intravenös gespritztes Heparin von Tieren gut vertragen wurde. Die gerinnungshemmende Wirkung setzte sofort nach Gabe des Wirkstoffes ein und
war in ihrer Stärke gut steuerbar. 1928 wurde es dann erstmals am
Menschen zur Gerinnungshemmung eingesetzt.

Heparin findet sich in vielen Organen und Geweben, insbesondere ist
es in hohen Konzentrationen im Lungen- und Lebergewebe sowie in
der Dünndarmschleimhaut vorhanden. Dort wird es in spezialisierten
Zellen gebildet, gespeichert und bei Bedarf abgegeben.

Heparin ist chemisch gesehen eine recht uneinheitliche Substanz. Es
besteht aus einem Gemisch von verschiedenen Verbindungen, u. a. zusammengelagerten Zuckermolekülen und Sulfaten, die ihm eine stark
negative Ladung verleihen. Es wirkt im menschlichen Körper als Gerinnungshemmer und fördert die Fettspaltung im Blut. Es wird entweder aus Rinderlunge oder aus Schweinedarm gewonnen. Für die Wirkung ist seine negative Ladung sehr wichtig. Wird diese z. B. durch bestimmte Medikamente neutralisiert, geht seine Wirkung verloren.

Heparin kann durch seine gerinnungshemmende Eigenschaft die
Thromboemboliegefahr des Patienten stark senken; doch bei richtiger
Dosierung besteht keine nennenswerte Blutungsneigung. Therapeu-
tisch wird Heparin *intravenös gegeben und hoch dosiert*, um z. B. eine
übermäßige Gerinnungsaktivierung nach einer größeren Operation
oder nach einer Blutvergiftung (Sepsis) zu senken. Auch bei Patienten
mit künstlichen Herzklappen muß Heparin hoch dosiert gegeben werden. Besteht nur eine geringe Thrombosegefahr für den Patienten, wie
bei längerer Bettlägerigkeit oder vor und nach kleineren Operationen,
so genügt es *als Prophylaxe* vor eventuellen Thrombosen Heparin
niedrig dosiert anzuwenden. Es wird dann zwei- oder dreimal am Tag
in einer Standarddosierung subkutan gespritzt.

Ein Schmerzmittel als Gerinnungshemmer: Die Acetylsalicylsäure

Die Acetylsalicylsäure (ASS) ist eines der ältesten Schmerzmittel. Es wirkt sowohl schmerzlindernd als auch entzündungshemmend. Seit Jahrzehnten wird es bei vielerlei Schmerzzuständen angewendet, seien es Kopf-, Hals- oder Gelenkschmerzen und auch bei leichten Erkältungskrankheiten. Eine weitere, erst viel später erkannte Eigenschaft ist seine ausgeprägte Wirkung, die Zusammenlagerung und Verklebung der Thrombozyten zu vermindern. Im Labor kann die Wirkung einer einzigen Tablette fünf Tage lang an Hand der eingeschränkten Thrombozytenfunktion nachgewiesen werden. Acetylsalicylsäure ist der Wirkstoff so bekannter Arzneimittel wie Aspirin®, Colfarit® und Asasantin®. Neuerdings ist noch ein weiterer Wirkstoff dazugekommen, das Ticlopidin, das ähnlich wie ASS wirkt. Es kann bei Unverträglichkeit gegenüber acetylsalicylsäurehaltigen Medikamenten angewendet werden.

Ein neu entdecktes, altes Medikament: das Hirudin

Aus den vielfältigsten Gründen wurde im Mittelalter bis hin zur Mitte unseres Jahrhunderts den Patienten ein oder meist sogar mehrere Blutegel auf die Haut aufgesetzt und damit auf diese Art Blut entzogen. Diese Therapie hatte aber noch einen anderen Effekt: Um das Blut flüssig zu halten, sondert der Blutegel (lat. = Hirudo medicinalis) aus den Speicheldrüsen ein Enzym ab, das die Blutgerinnung hemmt. Es ist das nach ihm benannte Hirudin. Während des Saugvorganges kam also immer etwas seines gerinnungshemmenden Wirkstoffs ins menschliche Blut, und der Patient war zumindest für kurze Zeit vor einer Thrombose mehr oder weniger geschützt.

Das schon 1884 vom britischen Physiologen JOHN BERRY HAYCRAFT in den Speicheldrüsen des Blutegels entdeckte Hirudin ist als gentechnologisch hergestelltes Molekül verfügbar, und die Gefahr, daß bei der Gewinnung aus dem Blutegel Viren oder Bakterien mit übertragen werden, ist somit ausgeschlossen. Hirudin ist zur Zeit noch nicht frei erhältlich, sondern es wird als Forschungsmedikament in der Klinik erprobt. Es wirkt gerinnungshemmend, indem es sich stark an Throm-

bin bindet und dessen Wirkung unabhängig von Antithrombin III
hemmt. Außerdem hemmt es die Thrombozytenablagerung und auf
diese Weise direkt die Thrombusbildung. Es werden ihm viele Anwen-
dungsbereiche, z. B. in der Allgemein- und Herzchirurgie, vorherge-
sagt. Auch bei einer Heparinunverträglichkeit könnte das Präparat
möglicherweise eingesetzt werden.

1.3 Wie wirken die verschiedenen Gerinnungshemmer?

Die Rolle von Vitamin K

Zur Bildung einiger wichtiger Gerinnungsfaktoren wird Vitamin K benötigt. Vitamin K muß ebenso wie alle anderen Vitamine mit der Nahrung zugeführt werden, weil der menschliche Körper es nicht selbst
bilden kann.
Bei normaler europäischen Kost ist Vitamin K immer in genügender
Menge vorhanden. Bei Störungen im Darm, die die Nahrungsauf-
nahme betreffen, kann es allerdings zu einer verminderten Aufnahme
dieses Vitamins in das Blut kommen. Da es ein fettlösliches Vitamin
ist, kann sich durch eine Störung der Produktion von Galle ein Mangel
an Vitamin K ausbilden. In kleiner, aber nicht ausreichender Menge
wird es auch durch Bakterien im Darm des Menschen gebildet.
Fehlt das Vitamin K, können einige sehr wichtige Gerinnungsfaktoren
wie das Thrombin nur bis zu einer Vorstufe gebildet werden. Die letzte
chemische Umwandlung in die wirksame Form kann nicht ohne Vitamin K erfolgen (Abbildung 7). Es resultiert daher bei Vitamin K-
Mangel ein insgesamt verlangsamter Gerinnungsablauf. Bei einer Verletzung oder Operation ist dann also mit einer verstärkten Blutungsneigung zu rechnen.

Die Cumarine als Gegenspieler von Vitamin K

Die Cumarine hemmen dosisabhängig die Vitamin K-Wirkung, d. h.,
die oben erwähnte Umwandlung bestimmter Gerinnungsfaktoren in

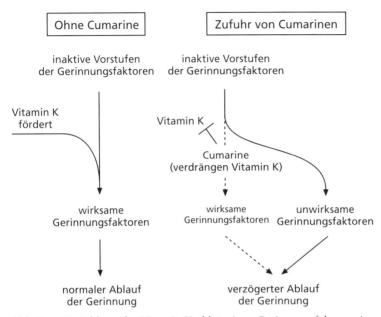

Abb. 7:   Die Bildung der Vitamin K abhängigen Gerinnungsfaktoren in der Leber mit und ohne Einfluß der Cumarine
Vitamin K fördert die Bildung von wirksamen Gerinnungsfaktoren; die Cumarine wirken durch Verdrängung von Vitamin K in der Leber; daher werden weniger wirksame Gerinnungsfaktoren gebildet.

die wirksame Form wird durch sie geblockt. Die Gerinnungsfähigkeit des Blutes nimmt daraufhin ab und zwar umso stärker, je höher die Dosierung der Cumarine ist (Abbildung 7).

Seit der Entdeckung der Cumarine als Gerinnungshemmer werden in den verschiedenen Ländern jeweils verschiedene Cumarine bevorzugt. Selbst in Europa gibt es große Unterschiede in der Verbreitung der Cumarine. In Deutschland, Österreich, der Schweiz und den Niederlanden werden hauptsächlich die *Phenprocoumon*-Präparate *Marcumar*® (von Hoffmann-La Roche) und *Falithrom*® (von Salutas Fahlberg-List) verwendet. In Frankreich und Spanien ist das am meisten verwendete Cumarin *Acenocoumarol*, das als *Sintrom*® (von Geigy) im Handel ist. Die englischsprachigen Länder (England und USA) bevorzugen das *Warfarin*-Präparat *Coumadin*® (von DuPont Pharma). Ein weiterer Cumarinabkömmling ist *Ethylbiscumacetat*, das als *Trome-xan*® (von Geigy) vertrieben und z. B. in Belgien und Kroatien verwendet wird.

Diese Medikamente haben jeweils verschieden lange Wirkzeiten. Ihre Dosierung erfordert Erfahrung, sowohl beim verordnenden Arzt, wie bei Ihnen, wenn Sie die Selbstkontrolle durchführen. Mit lang wirksamen Cumarinen, z. B. Marcumar®, kann eine konstantere Einstellung erzielt werden; kürzer wirkende Medikamente haben nur Vorteile, wenn wegen eines medizinischen Eingriffes die Gerinnungshemmung aufgehoben werden muß.

Einen Überblick über die wichtigsten oralen Gerinnungshemmer, deren Inhalt, Wirkungseintritt und ihre Halbwertszeit zeigt die folgende Tabelle. Die Halbwertszeit gibt an, in welcher Zeit die Hälfte der Medikamentenmenge abgebaut bzw. ausgeschieden wurde.

Die Gerinnungsfähigkeit des Blutes darf jedoch nie vollständig zum Erliegen kommen, denn dies würde zu tödlichen Blutungen führen.

Um das richtige Maß der nötigen Gerinnungshemmung zu erreichen, müssen laufend Kontrollen der Gerinnungsfähigkeit des Blutes durchgeführt werden, so daß rechtzeitig entweder eine geringere oder höhere Menge des Gerinnungshemmers eingenommen werden kann.

Die Bedeutung der Ernährung für die Gerinnungshemmung

In den einzelnen Nahrungsmitteln ist der Gehalt an Vitamin K sehr unterschiedlich. Sauerkraut und andere Kohlsorten haben beispielsweise relativ viel Vitamin K, Äpfel, Bananen und Milch haben wenig. Um Ihnen, lieber Patient, eine grobe Richtlinie zu geben, welche Nahrungsmittel Vitamin K in größeren Mengen enthalten und Ihren Cumarinbedarf erhöhen können, finden Sie am Ende des Buches die Tabelle 1 (S. 152) über den Vitamin K-Gehalt von Lebensmitteln. Allerdings muß berücksichtigt werden, wie das Nahrungsmittel zubereitet wird, denn beim Kochen geht ein Teil des Vitamin K verloren.

Inwieweit sich bestimmte Nahrungsmittel auf Ihre Gerinnungseinstellung auswirken, müssen Sie selbst herausfinden, denn die Aufnahme (Resorption) von Vitamin K aus dem Darm ist bei den einzelnen Lebensmitteln individuell verschieden.

Tabelle: Die wichtigsten Cumarine (ges. gesch. Präparatenamen in Auswahl; Hersteller) und ihre Eigenschaften

	Macumar® (Roche)	Falithrom® (Saltus Fahlberg-List)	Coumadin® (DuPont Pharma)	Sintrom® (Ciba-Geigy)	Tromexan® (Ciba-Geigy)
Internationale Bezeichnung	Phenprocoumon	Phenprocoumon	Warfarin	Acenocoumarol	Ethylbiscumacetat
Inhalt je Tablette (mg)	3	3	5	4	300
Einsetzen der Wirkung (Stunden)	48 bis 72	48 bis 72	36 bis 48	36 bis 48	18 bis 30
Normalisierung nach Entzug (Tage)	7 bis 14	7 bis 14	4 bis 6	3 bis 8	3 bis 5
Halbwertszeit in Stunden	160	160	36 bis 42	8 bis 24	2

ger. modif. nach Späthe und Kolde, Hämostase, Baxter, 1992

Patienten, die Gerinnungshemmer einnehmen, brauchen jedoch *keine spezielle Diät* einhalten. Das wurde früher anders gelehrt. Wenn Sie als Patient z. B. gerne grüne Salate und Kohl essen, müssen Sie als Konsequenz insgesamt mehr Cumarine einnehmen, als ein Patient, der auf diese Nahrungsmittel verzichtet.
Viele Patienten haben Angst, daß eine höhere Dosierung von Cumarinen ihre Leber schädigt. Dies ist aber nicht so. Wichtig für die Dosierung ist also nicht eine möglichst Vitamin-K-arme Ernährung, sondern eine *möglichst gleichbleibende Ernährung.* Ungünstig ist der Wechsel beispielsweise von einer vegetarischen zu einer mehr fleischhaltigen Woche mit wenig Gemüse und Salaten, da die Gabe von Gerinnungs-

hemmern nicht so schnell und genau an derartige Änderungen der Vitamin K-Zufuhr anzupassen ist.
Haben Sie auf die Ernährung wenig Einfluß, z. B. bei einer Reise in ein Urlaubsland, in dem die Landesküche sehr verschieden von unserer ist, muß der INR- und Quick-Wert öfter kontrolliert und dann der Bedarf an Gerinnungshemmern daran ausgerichtet werden.
Cumarine vermindern also die Gerinnbarkeit des Blutes, indem sie die Bildung von Gerinnungsfaktoren verringern. Werden Cumarine erstmalig eingenommen, ist die Abnahme der Gerinnungsfähigkeit des Blutes ein sehr langsamer Prozeß, da zuerst die schon im Blut vorhandenen Faktoren abgebaut bzw. verbraucht werden müssen. Erst dann nimmt die Gerinnbarkeit des Blutes langsam ab und stabilisiert sich nach mehreren Tagen auf ein neues, niedrigeres Niveau.

Die direkte Gerinnungshemmung durch Heparin

In den Kliniken ist der am häufigsten verwendete Gerinnungshemmer das Heparin, da damit die Gerinnungshemmung sehr gut steuerbar ist. Wie schon erwähnt, kann es nicht als Tablette eingenommen werden, sondern muß gespritzt oder über eine Infusion dem Patienten direkt ins Blut gegeben werden.
Während die Cumarine indirekt über die Hemmung der Bildung der Gerinnungsfaktoren wirken, greift Heparin auf direktem Weg bremsend in den Gerinnungsablauf ein. Es wirkt, indem es den im Blut immer vorhandenen Gerinnungshemmfaktor *Antithrombin III* verstärkt. Dessen Hauptangriffsort ist wiederum das Thrombin (in geringerem Ausmaß aber auch andere Gerinnungsfaktoren, Abbildung 4). Es hemmt also insbesondere den letzten und entscheidenden Schritt zur Fibrinbildung. Die Kontrolle der hoch dosierten Heparintherapie geschieht über den Gerinnungstest der partiellen Thromboplastinzeit (PTT, Erklärung siehe S. 42). Das niedrig dosierte Heparin kann und muß nicht über einen Labortest kontrolliert werden.
Daneben weist Heparin eine hemmende Wirkung auf die Plättchenaktivierung auf und wirkt also auch auf diese Weise antithrombotisch.
Die Hemmung des Heparins ist sofort wirksam, während die Wirkung der Cumarine erst einsetzt, wenn sich die Gerinnungsfaktoren auf Grund ihrer Halbwertszeit im Blut langsam vermindern. Eine kurze schematische Zusammenfassung der zwei wichtigsten Wirkungen des Heparins sehen Sie in Abbildung 8.

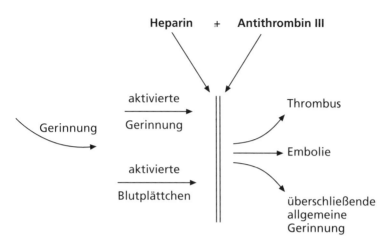

Abb. 8:   Übersicht über die Heparinwirkung
Heparin greift direkt in den Gerinnungsablauf ein und hemmt zusammen mit Antithrombin III eine überschießende Gerinnung. Außerdem wird durch Heparin auch die Plättchenaktivierung gehemmt. Durch beide Mechanismen werden wirkungsvoll Thrombosen, Embolien und die allgemeine Gerinnungsaktivierung (im Sinne einer Verbrauchskoagulopathie) verhindert.

Die Wirkung von Acetylsalicylsäure auf die Thrombozyten

Thrombozyten haben einen sehr aktiven Stoffwechsel, der viel Energie in Form von Glucose und ähnlichen Stoffen verbraucht. *Kollagen* (ein Bestandteil des Bindegewebes), *Thrombin* oder andere chemische Botenstoffe führen zu einer Anregung der Blutplättchen. Dabei bilden sie ihre Fortsätze aus, ihre äußere Haut wird klebrig, und sie haften aneinander. Das ist, wie wir wissen, der erste Schritt zur Bildung eines Thrombus (Abbildung 9).
Ein sehr wirksamer Hemmstoff für den Stoffwechsel der Blutplättchen ist Acetylsalicylsäure (ASS). Nach Einnahme von ASS können diese vorgenannten Aktivierungsreaktionen nicht mehr oder nur noch

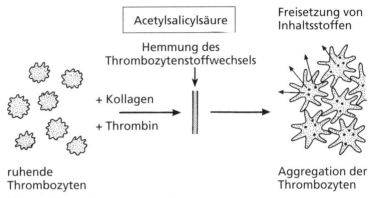

Abb. 9:   Thrombozytenaggregation

Kollagen oder Thrombin stimulieren die zuvor runden, ruhenden Thrombozyten, und es kommt zur Ausbildung von Fortsätzen. Die darauf folgende Zusammenlagerung und Verklebung miteinander nennt man Aggregation. Die Freisetzung von Botenstoffen aus dem Inneren der Thrombozyten führt zu einer weiteren gegenseitigen Stimulation. Wirkt Acetylsalicylsäure auf die Thrombozyten ein, werden alle diese Reaktionen verhindert.

schwach ablaufen. Sowohl die Aggregationsreaktionen, als auch die Freisetzung von bestimmten Plättcheninhaltsstoffen und die dadurch ausgelöste Gefäßverengung bleiben dann aus.

Das erste Stadium einer Gerinnung ist die Bildung eines Plättchenpfropfs. Dies wird durch die Hemmung der Thrombozytenzusammenlagerung schon im Anfangsstadium verhindert.

ASS ist ein wirksames Mittel, um die übermäßige Thrombozytenzusammenlagerung und -verklebung (= Thrombozytenaggregation) zu verhindern.

1.4 Welche Laborteste gibt es, um die Gerinnungsfähigkeit des Blutes zu messen?

Dieses Kapitel soll drei grundlegende Methoden in der Gerinnungsdiagnostik vorstellen und ihre Durchführung im Labor erklären.

Die Bestimmung des Quick-Wertes und seine Bedeutung

ARMAND JAMES QUICK war Arzt und Biochemiker, der von 1894 bis 1978 in Amerika lebte und über die Ursachen und Wirkung der Gerinnung forschte. Er verwendete als erster einen Extrakt aus tierischem Gewebe und konnte damit die Gerinnung im Reagenzglas auslösen. 1935 standardisierte er den nach ihm benannten Gerinnungstest. Der von ihm verwendete Extrakt enthielt das gerinnungsaktive Thromboplastin. Darum wird dieser Test in den meisten Ländern *Thromboplastinzeitbestimmung (TPZ)* genannt. In Deutschland hat sich aber schon von Anfang an der Name *Quick-Test* fest etabliert. Die Bestimmung des Quick-Wertes, angefangen von der Blutabnahme bis zur eigentlichen Messung, nimmt zwar Ihr Arzt bzw. das angeschlossene Labor vor. Aber für das Verständnis und die Fehlermöglichkeiten ist es gut, etwas genauer zu wissen, was eigentlich bei diesem Labortest geschieht.
Es kann Blut aus der Vene oder durch einen kleinen Stich aus der Fingerbeere (Kapillarblut) entnommen werden. Dieses muß aber sofort ungerinnbar gemacht werden. Das wird erreicht, indem man es mit *Citrat* (Salz der Zitronensäure) versetzt. Citrat bindet die im Blut enthaltenen Calciumionen. Ohne diese Ionen kann keine Gerinnung ablaufen. Das benötigte Citrat ist in den käuflich erhältlichen Gerinnungsröhrchen in der richtigen Menge bereits vorhanden und wird beim Aufziehen der Spritze oder Röhrchen mit dem Blut gemischt. Es ist daher wichtig, daß der Arzt das Röhrchen mit dem aufgezogenen Blut sofort nach der Abnahme einige Male schwenkt (nicht schüttelt!), um eine gleichmäßige Durchmischung zu erreichen.

Das Prinzip der Quick-Wert-Bestimmung

Das Citratblut oder Citratplasma (Plasma wird durch Zentrifugieren von Vollblut gewonnen) wird in einem Reagenzglas zum Gerinnen gebracht. Dazu wird es mit einem Gerinnungsreagenz (dem Thromboplastin) und Calciumionen vermischt. Dann wird die Zeit gemessen, die das Blut benötigt, um zu gerinnen. Ein wichtiger Faktor dabei ist eine konstante Meßtemperatur von 37 °C. Diese muß auf ein halbes Grad Celsius genau eingehalten werden.

Nach der Stimulierung mit Thromboplastin läuft die Gerinnungsaktivierung nach dem sogenannten exogenen System (siehe rechter Teil des Gerinnungsablaufes in Abbildung 3) ab. Dabei werden der Reihe nach verschiedene Gerinnungsfaktoren aktiviert, die hier nicht einzeln angeführt werden sollen. Fehlt einer dieser Faktoren oder sind einer oder mehrere vermindert, führt dies zu einer Verlängerung der gemessenen Gerinnungszeit.

Beim Quick-Wert wird das Ergebnis jedoch nicht als Gerinnungszeit angegeben, sondern als ein davon abgeleiteter Prozentwert. Zur Umrechnung wird eine Bezugskurve mit den Werten des Blutplasmas von Gesunden und entsprechenden Verdünnungen erstellt. Das unverdünnte Plasma wird als 100% angesetzt und die erstellten Verdünnungen dann zum prozentualen Verhältnis in Beziehung gesetzt (die 1:2 Verdünnung als 50%-Wert, die 1:4 Verdünnung als 25%-Wert usw.). Diese Eichkurve muß pro Reagenziencharge nur einmal bestimmt werden. Das Erstellen einer solchen Eichkurve per Hand zeigt die Abbildung 10.

Bei vollautomatisierten Geräten werden diese Eichkurven im Gerät errechnet und gespeichert, und auch die Patienten-Auswertung erfolgt durch den eingebauten Rechner und muß nicht per Hand mit dem Lineal erfolgen. Bei den (handlichen) Geräten zur Selbstkontrolle (CoaguChek®) werden die Daten der Eichkurve dem Gerät mittels eines elektronischen Chips eingegeben. Dieser ist jeder Reagenziencharge beigefügt und erspart Ihnen, die Eichkurve zu erstellen und die Quick-Werte daran abzulesen.

Der Quick-Wert erfaßt die wichtigsten Vitamin K-abhängigen Gerinnungsfaktoren des Blutes. Wird durch Gerinnungshemmer vom Cumarintyp, wie z. B. Marcumar®, die Bildung dieser Gerinnungsfaktoren verringert, werden längere Gerinnungszeiten bzw. ein niedrigerer Prozentwert gemessen. Genauso verhält es sich bei Patienten mit Leberschäden oder bei Vitamin K-Mangel.

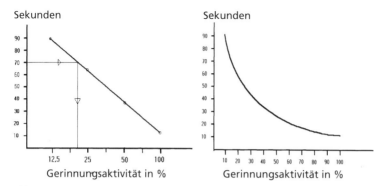

Sekunden   Sekunden

Gerinnungsaktivität in %   Gerinnungsaktivität in %

Abb. 10: Quick-Eichkurve.

Diese Eichkurve gilt nur für die Charge des Thromboplastins, mit der sie aufgestellt wurde.

Links eine logarithmische, rechts eine lineare Darstellung der Quick-Eichkurve, wobei auf der Abszisse der Quick-Wert (in Prozent) und auf der Ordinate die gemessenen Gerinnungszeiten in Sekunden aufgetragen werden.

Zum Zeichnen einer Eichkurve wird die logarithmische Darstellung gewählt, weil dadurch die Punkte leichter mit einem Lineal zu verbinden sind. Es werden die gemessenen Gerinnungszeiten der verschiedenen Verdünnungen eines Normalplasmas aufgetragen und die Punkte (Kreise) miteinander verbunden. In unserem Beispiel: 100% = 12 Sek., 50% = 38 Sek., 25% = 64 Sek., 12,5% = 90 Sek. Umgekehrt wird zur Ermittlung des Quick-Wertes eines Patienten die gemessene Zeit als %-Wert abgelesen; so ergibt z. B. ein gemessener Wert von 70 Sekunden einen Quick-Wert von 19%.

> Je länger die Gerinnungszeit des Patientenblutes ist, um so niedriger ist also der Quick-Wert!

Der Quick-Wert ist also ein prozentuales Maß für die Gerinnungsaktivität des Blutes (aber nur des exogenen Systems!) bezogen auf die gesunde Bevölkerung.

Gesunde Erwachsene liegen mit dem Quick-Wert in einem Bereich von 70 bis 130%, wobei der Mittelwert 100% beträgt (keine Gerinnungshemmer und auch keine Leberstörung vorausgesetzt).

Noch eine Besonderheit, die sich aus der Quick-Kurve ableitet: Kleine Abweichungen bei den kurzen Zeiten im Normalbereich ergeben also relativ große Schwankungen in den Prozentwerten (bei einigen Thromboplastinen liegt die Gerinnungszeit eines Gesunden bei 10 Sekunden). Schwankungen im Normalbereich zwischen 70 und 110% können also meßtechnisch bedingt sein (Abbildung 10).

Bei den meisten Geräten, die im Labor zur Messung des Quick-Wertes eingesetzt werden, wird die Zeit bis zum Gerinnungseintritt mittels einer Küvette und einer darin befindlichen, kleinen Eisenkugel gemessen. Diese Kugel wird durch einen außerhalb der Küvette befindlichen Magneten an einer Stelle festgehalten, während sich die Küvette mit dem Blutplasma – durch einen Elektromotor angetrieben – im Kreis dreht (Abbildung 11 a). Setzt die Gerinnung des Blutplasmas ein, wird die Kugel mit dem geronnenen Plasma und der sich drehenden Küvette mitgerissen. Ein empfindliches Meßgerät registriert die Änderung des elektromagnetischen Feldes und die damit gekoppelte elektronische Stoppuhr zeigt die bis dahin verstrichene Zeit an.

Es gibt auch andere mechanisch arbeitende Geräte, die z. B. mit Hilfe eines Häkchens oder eines Kunststoffplättchens die einsetzende Gerinnung registrieren (Abbildung 11 b). Eine weitere Möglichkeit besteht darin, die Gerinnung mittels eines *optischen Systems* zu messen (Abbildung 11 c). Das dabei zugrundeliegende Prinzip ist, daß geronnenes Blutplasma eine andere Lichtdurchlässigkeit als flüssiges hat.

Bei der Quick-Wert-Bestimmung wird die Reaktion mit *Thromboplastin* gestartet. Auf dem Markt wird eine Reihe von verschiedenen Thromboplastinen angeboten. Die Unterschiede sind zum einen dadurch bedingt, daß sie aus verschiedenen Geweben gewonnen werden und zum anderen durch die erreichte Reinheit.

Ein in Deutschland weit verbreitetes Reagenz wird aus menschlicher Plazenta gewonnen. Andere werden zum Beispiel aus Hirn oder Lunge von Kaninchen, Rindern oder Affen hergestellt.

Entscheidend für die Eigenschaften eines Thromboplastins ist seine Reinheit. Ist es mit Blut oder anderen Proteinen verunreinigt, können diese ebenfalls in das komplizierte System der Gerinnung eingreifen und die unterschiedlichen Empfindlichkeiten der einzelnen Thromboplastine verursachen. Zwei Firmen verkaufen bereits gentechnologisch hergestelltes Thromboplastin (Stand 1997). Dieses erfüllt hinsichtlich der Konstanz seiner Eigenschaften und der Reinheit höchste Ansprüche.

Die verschiedenen Reagenzien ergeben auf Grund ihrer unterschiedlichen Empfindlichkeit bei ein und demselben Patienten verschiedene Quick-Werte. Darum sind auch die therapeutischen Bereiche für die einzelnen Thromboplastine unterschiedlich. Der therapeutische Be-

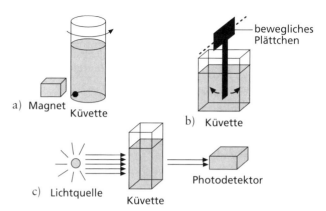

Abb. 11: Prinzipien der verschiedenen Gerinnungsmeßgeräte (Koagulometer)
a) Kugelkoagulometer; Messung mit Hilfe einer beweglichen Kugel,
b) Messung mit einem schwingenden Plättchen,
c) Optische Messung; die Änderung der Lichtdurchlässigkeit beim Gerinnungsvorgang wird durch einen Photodetektor gemessen.

reich ist, allgemein gesagt, derjenige Bereich, in dem der Quick-Wert eines Patienten liegen sollte, der Cumarine zur Gerinnungshemmung einnimmt. Später werden wir darauf eingehen, daß dem einzelnen Patienten auf Grund seines Risikos (Art der Erkrankung, Alter, zusätzliche Medikamente) ein ganz *individueller therapeutischer Bereich* zugeordnet bekommen sollte.

Bei der Angabe des Quick-Wertes müssen, genau genommen, immer das verwendete Reagenz und der geltende therapeutische Bereich angegeben werden.

Eine Auswahl gängiger Thromboplastine und die unterschiedlichen therapeutischen Bereiche sehen Sie in der folgenden Tabelle.
Wenn man die Bereiche der Thromboplastine vergleicht (z. B. 5 bis 10% bei einem und 15 bis 27% bei einem anderen Thromboplastin), wird ersichtlich, welche Unstimmigkeiten auftauchen können, wenn das Labor gewechselt wird. Ein Quick-Wert ohne Kenntnis des betreffenden Reagenzes bzw. des dazu gehörigen therapeutischen Bereiches kann deshalb nicht zur Cumarinüberwachung verwendet werden. Er stiftet nur Verwirrung.

Tabelle: Thromboplastin-Reagenzien und der von der Firma angegebene
allgemeine therapeutische Bereich

Reagenz	Allgemeiner therapeutischer Bereich
Thromborel S® (Behring)	15 bis 27 %
Hepatoquick® (Boehringer Mannheim)	10 bis 20 %
CoaguChek® (Boehringer Mannheim)	10 bis 20 %
Thrombotest® (Nyegaard)	5 bis 10 %
Thromboplastine calcique® (Merieux)	25 bis 35 %

Ein zu niedriger Quick-Wert bedeutet eine zu starke Hemmung der
Gerinnung, das heißt, es besteht die Gefahr einer Blutung. Umgekehrt bedeutet ein zu hoher Quick-Wert eine zu geringe Hemmung
der Blutgerinnung, d. h., der gewünschte Effekt eines Schutzes vor
Thrombose oder Embolie ist nicht oder nur unzureichend gegeben.

Der INR-Wert und seine Berechnung

Da bei antikoagulierten Patienten die Quick-Wert-Bestimmung unterschiedliche Werte durch verschiedene Reagenzien und Geräte erbringen kann, wurde schon in den frühen 80er Jahren empfohlen, anstelle
des Quick-Wertes die sogenannte *INR (= internationale normalisierte
Ratio)* zu benützen.
Die INR (oder der INR-Wert) errechnet sich ebenfalls aus der Gerinnungszeit des Patienten, d. h., es wird der gleiche Testansatz wie beim
Quick-Wert benützt. In die weitere Berechnung fließt dann allerdings
ein Faktor (ISI = International Sensitivity Index) ein, der durch den
Vergleich mit einem internationalen Standard-Thromboplastin gewonnen wurde. Auf diese Weise werden die unterschiedlichen Empfindlichkeiten der am Markt befindlichen Reagenzien ausgeglichen.
Die INR wird anstelle des Quickwertes schon seit langem für alle Arzt-
praxen, Kliniken und Labors empfohlen. Sie hat sich jedoch noch
nicht überall durchsetzen können, aber man bekommt sie meist durch

Nachfrage. Sie sollte eigentlich auf der ganzen Welt verwendet werden, denn die oben beschriebenen Reagenzien- und Geräteunterschiede können dadurch im wesentlichen aufgehoben werden. Eine richtige Orientierung des Arztes und des Patienten ist dann auch im fremden Labor, auf Reisen oder in der Kur möglich.

Der INR-Wert gibt das Verhältnis zwischen der Gerinnungszeit des Patientenplasmas und der Gerinnungszeit eines sogenannten Normalplasmas unter Berücksichtigung des Empfindlichkeitsfaktors an.

Berechnung des INR-Wertes:

$$INR = \left(\frac{\text{Gerinnungszeit (Patient)}}{\text{Gerinnungszeit (Normalperson)}} \right)^{ISI}$$

Zuerst wird die Gerinnungszeit des Patienten durch die Gerinnungszeit eines Gesunden (Normalwert) geteilt. Dieses Verhältnis gibt also die Verlängerung der Gerinnungszeit im Vergleich zu einem Gesunden wieder. Da aber die Thromboplastine unterschiedliche Empfindlichkeit haben können, muß noch der Empfindlichkeitsfaktor ISI (= International Sensitivity Index) berücksichtigt werden. Dies ist eine Hochzahl, mit der das Verhältnis potenziert werden muß. Bei den heutigen, im Handel befindlichen Thromboplastinen bewegt sich diese Zahl meist um die 1 (0,8 bis 1,4). Das heißt, eine starke Änderung durch diesen Empfindlichkeitsfaktor erfolgt nicht mehr.

Zum leichteren Verständnis kann im therapeutischen Bereich der INR-Wert als die Verlängerung der Gerinnungszeit (des Patienten) im Verhältnis zur Gerinnungszeit eines Unbehandelten angesehen werden.

INR = Gerinnungszeitverlängerung im Vergleich zum Normalwert

Ist also Ihre *Gerinnungszeit im Quick-Test doppelt so lang* wie die Gerinnungszeit eines Gesunden, würde dies in etwa einem *INR-Wert von 2,0* entsprechen (einen Empfindlichkeitsfaktor ISI von etwa 1 vorausgesetzt). Eine normale Gerinnung hat dementsprechend eine INR um 1,0.

Während der Quick-Wert eine Prozentzahl ist und immer mittels eines von der Firma mitgelieferten oder selbst erstellten Diagramms abgelesen wird, errechnet sich der INR-Wert unmittelbar aus den Zeiten des Gerinnungstests. Da Sie als Patient aber die Gerinnungszeiten nicht kennen, können Sie aus dem Quick-Wert niemals den INR-Wert errechnen. Eine Umrechnung mittels einer Tabelle, die Ihnen das Labor zur Verfügung stellt, ist ebenfalls problematisch, da sich bereits bei der nächsten Reagenzcharge der reagenzabhängige Empfindlichkeitsfaktor (ISI) ändern kann und Sie dann falsche INR-Werte ablesen.

> Je höher der *INR*-Wert, also die *Gerinnungszeitverlängerung*, umso stärker ist die *Gerinnungshemmung*.

> Die INR verhält sich also gegenläufig zum Quick-Wert, d. h. eine niedrige INR entspricht einem hohen Quick-Wert und eine hohe INR einem niedrigen Quick-Wert.

Bei der Besprechung der Dosierung der Cumarine werden wir nochmal sehr genau darauf eingehen, ob die Kontrolle durch den Quick-

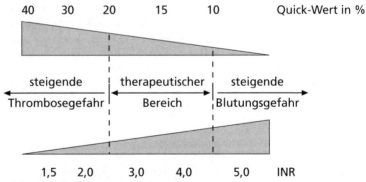

Quick-Wert hoch = INR-Wert niedrig
Quick-Wert niedrig = INR-Wert hoch

Abb. 12:   Der Zusammenhang zwischen INR und Quick-Wert
Bezug der INR zum Quick-Wert ist für jedes Reagenz anders und darum nicht zur Umrechnung geeignet (mit freundlicher Erlaubnis von Frau Dr. A. Bernardo).

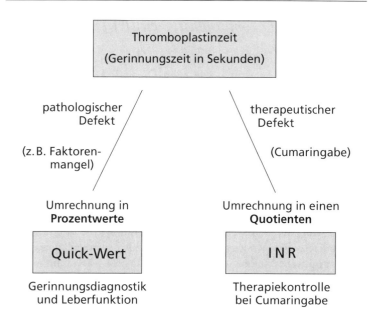

Abb. 13:   Wann ist der Quick-Wert und wann der INR-Wert sinnvoll?

Wert oder die INR erfolgt. Die Dosierungsempfehlungen verhalten sich natürlich genau umgekehrt, weil ja ein hoher INR-Wert (bzw. ein niedriger Quick-Wert) *Blutungsgefahr* und ein niedriger INR- (bzw. ein hoher Quick-Wert) das *Risiko eines Blutgerinnsels* (Thrombose oder Embolie) bedeuten (Abbildung 12).

Zusammenfassend kann gesagt werden, daß zur Diagnostik von Gerinnungsdefekten oder Leberschäden weiterhin der Quick-Wert in Gebrauch bleiben wird. Die Prozentwerte spiegeln hier den jeweiligen Gerinnungsdefekt gut wider. Der INR-Wert bringt aber klare Vorteile, wenn es um die Standardisierung bei der Therapiekontrolle von antikoagulierten Patienten geht (Abbildung 13). Insbesondere können auch international die Ergebnisse und Therapieerfolge von Patientenstudien ausgetauscht werden, deren Laborwerte mit unterschiedlichen Reagenzien erzielt wurden.

Die partielle Thromboplastinzeit (PTT)

Die Bestimmung der PTT ist ein Gerinnungstest, bei dem die Reaktion statt mit Thromboplastin – wie beim Quick-Test – mit partiellem Thromboplastin, oberflächenaktiven Substanzen und Calcium-Ionen gestartet wird (siehe linker Teil des Gerinnungsablaufes in Abbildung 3). In diesem Fall wird also das sogenannte *endogene System*aktiviert. Wie der Quick-Test erfaßt die PTT auch die gemeinsame Endstrecke (Thrombin und Fibrinogen). Zu den oberflächenaktiven Substanzen zählen z. B. *Kaolin, Ellagsäure* oder *Cellit.* Die *partiellen Thromboplastine* sind gerinnungsaktive Phospholipide, die in den Thrombozyten, roten Blutkörperchen und Gewebezellen enthalten sind. Sie können auch aus Sojabohnen gewonnen werden.

Zur Messung der PTT werden dieselben Geräte wie beim Quick-Test verwendet, also entweder eines der gebräuchlichen Kugelkoagulometer oder optische Meßgeräte. Das Ergebnis der PTT-Messung wird in Sekunden angegeben. Bei den gebräuchlichsten Reagenzien liegt die Obergrenze bei etwa 40 Sekunden. Hat ein Patient einen höheren Wert, spricht das entweder für einen angeborenen Gerinnungsdefekt, oder er hat Gerinnungshemmer bekommen, z. B. Heparin.

Die Bedeutung der PTT liegt darin, zusammen mit dem Quick-Test Gerinnungsdefekte vor geplanten Operationen rechtzeitig zu erfassen. Die PTT wird z. B. zum Erkennen der Blutererkrankung (Hämophilie), bei der der Gerinnungsfaktor VIII oder IX vermindert ist, benützt.

Eine weitere wichtige Bedeutung liegt in der Erfassung der Wirkung von intravenös gegebenem Heparin. Als Faustregel für eine ausreichende Gerinnungshemmung wird eine Verdopplung bis Verdreifachung der Anfangs-PTT angesehen. Auch bei den einzelnen PTT-Reagenzien gibt es Unterschiede in der Heparinempfindlichkeit, darum ist es wichtig, daß z. B. in einer Klinik immer das gleiche Reagenz verwendet wird.

Die Blutungszeit

Die Blutungszeit ist ein in der Klinik eingeführter standardisierter Test am Patienten, um eine eventuell vorliegende Blutungsneigung zu erkennen. Dieser Test empfiehlt sich z. B. vor Operationen, wenn durch

Hinweise aus der Vorgeschichte oder Familiengeschichte des Patienten
der Verdacht auf eine verstärkte Blutungsneigung besteht.

Bei der standardisierten Blutungszeit wird mit einem kleinen Messer
(Lanzette) eine genau begrenzte Verletzung der Haut hervorgerufen.
Dann wird die Zeit bis zum Stillstand der Blutung gestoppt. Dies kann
z. B. am Ohrläppchen durchgeführt werden, indem man den unteren
Teil des Ohres in ein Glas Wasser bringt und beobachtet, wie lange der
dünne Blutfaden ins Wasser sinkt. Der Test kann aber auch am Unter-
arm erfolgen. Dabei wird der Arm zusätzlich mit einer Blutdruckmanschette gestaut, und man mißt ebenfalls die Zeit bis zum Stillstand der
Blutung.

Werden verlängerte Zeiten gefunden, besteht der dringende Verdacht
auf eine Blutungsneigung. Diese kann durch einen Gerinnungsfaktor-
mangel oder durch eine Thrombozytenfunktionsstörung hervorgerufen sein. Nehmen Sie als Patient zur Gerinnungshemmung Cumarine
oder Acetylsalicylsäure ein, so ist die Blutungszeit bei Ihnen natürlich
verlängert. Dieser Test wird aber nur zur Diagnose von Gerinnungsdefekten herangezogen und nicht zur Kontrolle von Gerinnungshemmern.

*Haben Sie in diesem Kapitel alles verstanden? Wenn Sie möchten, kön-
nen Sie dies mit Hilfe der folgenden Fragen überprüfen. Die Antworten finden Sie auf der Seite, die in Klammern steht.*

- *Welches sind die drei tragenden Säulen der Blutgerinnung? [S. 13]*

- *Was sind Gerinnungsfaktoren? [S. 15]*

- *Warum ist ein stabiles Gleichgewicht zwischen den die Blutgerinnung aktivierenden und hemmenden Faktoren wichtig? [S. 19]*

- *Was sind Cumarine und welche Wirkung haben sie auf das Gerinnungssystem? [S. 23/26]*

- *Welche Bedeutung hat die Ernährung für die Gerinnungshemmung? Ist eine spezielle Diät für Cumarinpatienten nötig? [S. 28]*

- *Beschreiben Sie den Vorgang bei der Bestimmung der Thromboplastinzeit (Quick-Wert-Bestimmung). [S. 34]*

• *Welche der folgenden Aussagen ist richtig?*

   a) Je stärker die Gerinnungshemmung ist, desto größer ist die INR

   b) Je stärker die Gerinnungshemmung ist, desto kleiner ist die INR. [S. 40]

• *Welche Aussage ist richtig?*

   a) Ist die INR hoch, so ist der Quick-Wert ebenfalls hoch

   b) Ist die INR hoch, so ist der Quick-Wert niedrig [S. 40].

2 Bei welchen Erkrankungen müssen Gerinnungshemmer genommen werden?

2.1 Die arteriellen thromboembolischen Erkrankungen

In unserer zivilisierten Welt, die leider oft eine ungesunde Lebensweise mit sich bringt, wie z. B. üppiges Essen und Bewegungsmangel, haben thromboembolische Erkrankungen eine enorme Bedeutung. Hierher gehören so häufig vorkommende Krankheitsbilder wie der Herzinfarkt, der Schlaganfall oder die arteriellen Durchblutungsstörungen. Weil diese Erkrankungen mit einer erhöhten Gerinnungsneigung einhergehen, gehören gerinnungshemmende Medikamente zum therapeutischen Konzept.

Die Arteriosklerose und ihre wichtigsten Risikofaktoren

Die Arteriosklerose (im Volksmund Arterienverkalkung genannt) ist ein degenerativer Vorgang, der an allen Arterien mehr oder weniger stark beginnen kann und zu einer Verhärtung und Querschnittsverringerung der betroffenen Arterien führt. Als Auslöser bzw. begünstigend wirken dabei die bekannten Risikofaktoren: Rauchen, hoher Blutdruck, hohe Fettwerte (insbesondere das Cholesterin), Übergewicht und die Zuckerkrankheit.

> Risikofaktor Nummer eins für die Arteriosklerose ist das Zigarettenrauchen.

Raucher, die ein Päckchen Zigaretten täglich rauchen, haben gegenüber Nichtrauchern ein 3- bis 5-fach erhöhtes Risiko, an einer Ver-

engung der Herzkranzgefäße zu erkranken. Interessanterweise nimmt
bei den Patienten, die das Rauchen beenden, das Risiko eines plötzlichen Herztodes sofort ab und erreicht schon nach einjähriger Absti-
nenz das Risikoniveau von Nichtrauchern.
Die genaue Ursache der Arteriosklerose ist noch nicht geklärt. Ihre
Entstehung und ihr Fortschreiten ist ein sehr komplexer Vorgang, der
über Jahre und Jahrzehnte läuft. Dabei kommt es anscheinend zuerst
zu winzigen Verletzungen der Blutgefäßwand und dann zu einer immer stärkeren Einlagerung von Fett, Kalk und Fibrinogen in die Gefäßwand (Abbildung 14). Im weiteren Verlauf vermehren sich Binde-
gewebszellen und Muskelzellen im Bereich dieser Einlagerungen. Da-

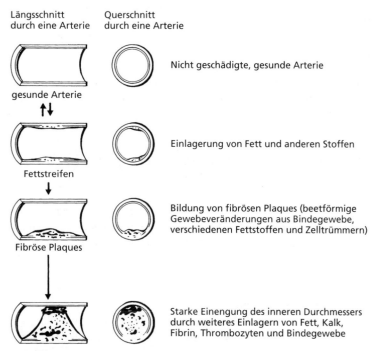

Abb. 14: Entstehung der Arteriosklerose (modifiziert nach Strong)
(aus: Müller-Bühl, U./Diehm, C: Angiologie. W. Kohlhammer, Stuttgart
1991)

durch kommt es zu einer Verhärtung der inneren Schicht der Gefäße und zu deren Einengung.

Bei weiterem Fortschreiten der Arteriosklerose wird der innere Durchmesser der Arterien immer kleiner und die Durchblutung der betroffenen Organe immer schlechter. Letztendlich kann es durch einen *Embolus* (losgelöstes und wanderndes Gerinnsel) zu dem Verschluß eines Gefäßes und dadurch zu einer massiven Durchblutungsstörung des betreffenden Organs oder einer Extremität kommen.

Bei genetisch bedingten Erkrankungen, die mit einem sehr hohen Cholesterinspiegel einhergehen, treten arteriosklerotische Veränderungen schon nach der Pupertät auf. Personen, die an solchen Fettstoffwechselstörungen leiden, können schon ab dem 20. Lebensjahr einen Herzinfarkt bekommen. Da die medikamentöse Therapie der zugrundeliegenden Erkrankung leider sehr unbefriedigend ist, wird in einigen Zentren versucht, durch regelmäßiges Entfernen des Blutfettes die Erkrankung zum Stillstand zu bringen. Die Patienten müssen dabei wöchentlich an eine Blutwaschmaschine angeschlossen werden – ähnlich den Dialyseapparaturen beim kompletten Nierenversagen. Dabei wird ihr überschüssiges Cholesterin aus dem Blut gewaschen.

Die Stellen, an denen die Arteriosklerose bevorzugt auftritt, finden Sie zusammengefaßt in untenstehender Tabelle. Oft sind es gerade die Gefäßabgänge und Gefäßverzweigungen, da dort Strömungsturbulenzen und Gefäßwandschädigungen häufiger anzutreffen sind. Bei Patienten im hohen Lebensalter oder bei Patienten, die an der Zuckerkrankheit leiden, sind allerdings die kleineren Gefäße am meisten betroffen.

Tabelle mit den bevorzugten Lokalisationen der Arteriosklerose:

Halsschlagader

Herzkranzgefäße

Beckenarterien (insbesondere in der Nähe der Gabelung)

Oberschenkelarterien

Unterschenkelarterien

Die arterielle Durchblutungsstörung der Beine

Bei vielen Patienten, insbesondere bei Rauchern, kommt es zu einer verstärkten Arteriosklerose der Beinarterien. Nach klinischen Statistiken sind Männer etwa viermal so häufig betroffen wie Frauen. Nach einer Baseler Studie leiden ca 5% der 45- bis 65-jährigen Männer an einer arteriellen Verschlußkrankheit (AVK) der Beine. Das Häufigkeitsmaximum der AVK liegt bei Männern in der 6. Lebensdekade. Die Frauen haben während ihrer gebärfähigen Zeit einen guten Schutz durch ihre Hormone, danach steigt die Krankheitskurve steil an und erreicht ihr Maximum in der 7. Lebensdekade. Bei Patienten, die Durchblutungsstörungen in den Beinen haben, finden sich Gefäßschädigungen zu 30% an der Bauchaorta und den Beckenarterien, bis zu 90% an der Oberschenkel- und Kniearterie und zu 40 bis 50% an den Unterschenkelarterien.

Je nach Schweregrad der Durchblutungsstörung können vier Krankheitsstadien unterschieden werden:

Beschwerdefreiheit (Stadium 1): Es bestehen Verengungen oder sogar Verschlüsse einzelner Beinarterien, aber die Durchblutung des Beines reicht selbst bei Belastung noch für eine ausreichende Sauerstoffzufuhr der Muskulatur. In diesem Stadium hat der Patient noch keine Beschwerden oder Schmerzen. Es bestehen aber bereits Auffälligkeiten, wie z. B. eine geringe Temperaturdifferenz zwischen den beiden Beinen oder ein nicht mehr tastbarer Fußpuls.

Schmerzen beim Gehen (Stadium 2): Hier treten krampfartige Schmerzen in den Waden nach einer bestimmten Gehstrecke auf. Die ohne Schmerzen zurückgelegte Gehstrecke kann unterschiedlich lang sein. Dann muß der Patient wegen unerträglicher Schmerzen stehen bleiben.
Dieses Stadium nennt man im Volksmund *Schaufensterkrankheit* (*Claudicatio intermittens*), weil infolge mangelnder Durchblutung der Beine die auftretenden Schmerzen den Kranken zum Anhalten zwingen. Nach kurzer Rast erholt sich das Bein wieder und er kann den Weg fortsetzen. Der Patient überbrückt diese Zeit meist dadurch, daß er, falls vorhanden, die Auslagen in den Schaufenstern studiert. Die Länge der schmerzfreien Gehstrecke spiegelt die Schwere der Krankheit wider. Bei einer Gehstrecke von mehr als 200 m spricht man vom Stadium 2a; ist die Strecke schon auf weniger als 200 m abgesunken, handelt es sich um das Stadium 2b.

Ruheschmerzen (Stadium 3): Die Durchblutung des Beines reicht nicht mehr aus, um das Muskelgewebe in Ruhestellung mit genügend Sauerstoff zu versorgen. Die Folge sind auch nachts auftretende Ruheschmerzen. Typischerweise nehmen die Schmerzen bei Hochlagerung des Beines zu, während beim Herabhängenlassen des Beines durch den steigenden Druck in den Blutgefäßen die Schmerzen abnehmen.

Hautschäden und Nekrosen (Stadium 4): Die Durchblutung im Bein, meist im Fußbereich, ist vermindert. In der Folge treten Hautgeschwüre auf, die wiederum sehr schlecht heilen. Ist die Durchblutung im Endbereich der Arterien zu gering, kommt es zu einem Absterben der Zehen. Dies macht sich durch heftige Schmerzen und eine Schwarzfärbung der Haut bemerkbar. Die Zehen müssen dann amputiert werden. Schreitet der Prozeß fort, sind als nächstes der Fuß, der Unterschenkel, dann der Oberschenkel amputationsgefährdet.

Kommt es bei einem Raucher zu einer starken Arteriosklerose der Arterien eines oder beider Beine, spricht man von einem *Raucherbein*. Damit ist ein bereits fortgeschrittener und nicht mehr umkehrbaren Prozeß der Arterienverengung gemeint. Beim Patienten sind bereits massive Durchblutungsstörungen aufgetreten, oder das Bein ist auf Grund der schlechten Sauerstoffversorgung schon so stark gefährdet, daß eine Amputation kurz bevorsteht.

Welche Therapiemöglichkeiten gibt es bei den arteriellen Durchblutungsstörungen?

Falls der Patient raucht, ist das vorrangige Ziel die Beendigung des Zigarettenrauchens. Weiter sollte man die anderen Risikofaktoren konsequent bekämpfen, wie z. B. das Cholesterin durch gesunde Ernährung senken und den hohen Blutdruck behandeln. Für Patienten im Stadium 2 (Schaufensterkrankheit) ist körperliches Training mit zunehmender Belastung zu empfehlen. Durchblutungsfördernde Medikamente bringen auf Dauer keinen Nutzen. Auch Acetylsalicylsäure (z. B. Aspirin®) bringt keine Verbesserung der Belastbarkeit, allerdings soll sie das Fortschreiten der Arteriosklerose verlangsamen und vor allem einen plötzlichen Verschluß einer Arterie verhindern. Auch Heparin oder Cumarinpräparate werden immer wieder eingesetzt; ihre Wirksamkeit bei der arteriellen Verschlußerkrankung ist aber umstritten. Zur Senkung des Embolierisikos sollten sie allerdings eingesetzt werden.

Zur speziellen Therapie stehen eine Reihe von Verfahren zur Verfügung, die zum Ziel haben, das eingeengte oder verschlossene Gefäß
wieder durchgängig zu machen. Die Methode der Wahl hängt von

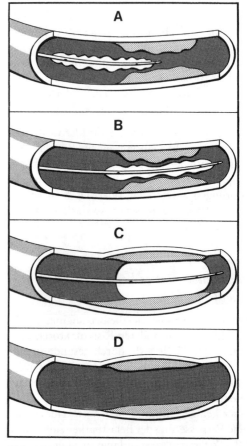

Abb. 15:   Prinzip der Ballondilatation
Der Katheter wird mit der Ballonspitze bis zur Engstelle vorgeschoben
(A, B). Dann wird der Ballon ein- oder mehrmals mittels Überdruck
aufgeblasen (C). Dadurch wird das Gefäß gedehnt und die arterioskle-
rotischen Massen in die Gefäßwand gedrückt (D) (aus: Müller-Bühl, U./
Diehm, C: Angiologie. W. Kohlhammer, 1991)

Größe, Ausdehnung und Lokalisation der Durchblutungsstörung ab. Eine oft angewendete Methode ist die *Ballondilatation* (Gefäßerweiterung mittels eines Ballons, Abbildung 15). Hierbei wird ein Katheter, der an dem einen Ende einen kleinen Ballon trägt, in das verengte Gefäß eingeführt. Durch das Aufblasen des Ballons wird die Engstelle aufgedehnt. Diese Methode bedarf keiner Allgemeinnarkose und hat sehr gute Erfolge aufzuweisen (Abbildung 16). Betrachtet man aber die Langzeiterfolge, muß leider gesagt werden, daß etwa in einem Drittel der Fälle eine erneute Thrombosierung auftritt. Zur Prophylaxe nach einer derartigen Dilatation sollte aber auf alle Fälle Acetylsalicylsäure eingenommen werden.

In einigen besonders gelagerten Fällen kann eine *Lysebehandlung* (ausführlich auf S. 84) in Frage kommen. Günstig erscheint dann die Durchführung einer sogenannten lokalen »Lyse«, wobei das Fibrinolytikum (z. B. Streptokinase) mit einem Katheter direkt an die Engstelle gebracht wird. Diese Methode kann auch mit der Ballondilatation kombiniert werden.

Als weitere Möglichkeit soll die gefäßeröffnende Methode mit Hilfe des Lasers oder eines Bohrers erwähnt werden. Ist eine Wiedereröffnung des Gefäßes nicht mehr möglich, weil entweder die arterioskle-

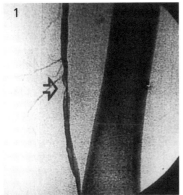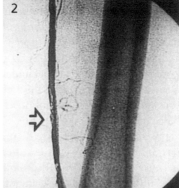

Abb. 16: Stark eingeengte Oberschenkelarterie
Der Pfeil markiert die Stelle, an der durch thrombotische Ablagerungen die Arterie stark eingeengt wird (1). Nach der Ballondilatation (2) ist das Gefäß wieder gut durchgängig (aus: Müller-Bühl, U./Diehm, C: Angiologie. W. Kohlhammer, 1991)

rotischen Ablagerungen zu hart sind oder die befallene Strecke zu lang ist, kann dem Patienten vielleicht durch Einbau eines *Bypasses* (siehe auch S. 69) geholfen werden.

Der Schlaganfall

Der »Schlaganfall« kann zum einen durch die Gehirnblutung, zum anderen durch eine Minderdurchblutung des Gehirns (Ischämie) ausgelöst werden.

Auf Grund eines schon länger bestehenden hohen Blutdruckes und den dadurch bedingten Gefäßveränderungen kann es spontan oder z. B. durch einen Sturz zu einer *Blutung im Gehirn* kommen. Ist die Blutung klein, so ergeben sich nur geringe Ausfälle des Nervensystems. Ist dagegen eine große Arterie verletzt, tritt eine Menge Blut aus, und man spricht von einer *Massenblutung*. Die Gehirn- und Nervenausfälle sind entsprechend ausgedehnt. Betroffen sind meist Leute über 60 Jahre, die altersbedingte Gefäßschädigungen aufweisen. Die Symptome setzen i. d. R. unmittelbar nach der Blutung ein und gehen mit einem teilweisen oder vollständigen Bewußtseinsverlust einher. In der Folge können auch epileptische Anfälle auftreten, und der Hirndruck kann gefährlich steigen.

Bei Patienten unter gerinnungshemmender Therapie besteht grundsätzlich eine *verstärkte Blutungsneigung*. Hier kann es beim Zusammentreffen ungünstiger Faktoren wie vorgeschädigte Gefäße, anlagebedingte Gefäßanomalien, Sturz u.ä. leichter zu einer Gehirnblutung kommen als bei einer unbehandelten Person.

Die zweite Möglichkeit ist die *Ischämie*, bei der es zu einer Durchblutungsstörung durch thrombotische oder embolische Prozesse innerhalb eines Gebietes des Gehirns kommt. Meist verläuft ein solches Ereignis schubweise und betrifft nur eng umgrenzte Gebiete, z. B. wie das Sprachzentrum. Die betroffenen Personen sind oft im mittleren Lebensalter und haben Risikofaktoren wie künstliche Herzklappen, Vorhofflimmern oder ausgedehnte arteriosklerotische Gefäßveränderungen.

Die Teile des Gehirns, die von der Ischämie betroffen sind, werden nicht durchblutet, was zu einer Störung der Hirnfunktion in diesem Bereich führt. Ist z. B. das Sprachzentrum von der Durchblutung abgeschnitten, so kann der Patient nicht mehr sprechen. Analog verhält es sich bei den Zentren für Hören, Schmecken, Fühlen und den motorischen Funktionen im Körper. Bei den Gliedmaßen (Arme, Beine) tritt der Ausfall spiegelbildlich auf, weil die entsprechenden Nervenbahnen zur Gegenseite kreuzen. So bewirkt ein Ausfall der linken motorischen Gehirnrinde eine Lähmung der rechten Körperhälfte.

Welche Therapiemöglichkeiten gibt es bei einem Schlaganfall?

Bei einem ischämisch bedingten Schlaganfall wird immer wieder versucht, durch gefäßerweiternde Medikamente den Schaden zu begrenzen, leider oft ohne Erfolg. Wichtig ist die rechtzeitige Gabe von hoch dosiertem Heparin.

Neue Studien zeigen, daß etwa 30% der Fälle mit t-PA (Gewebe-Plasminogen-Aktivator), einem neuen Fibrinolyseaktivator, entscheidend verbessert werden können. Beim ischämischen Schlaganfall ist die Durchblutung an einer Stelle durch ein Blutgerinnsel unterbrochen. Dies will man möglichst schnell durch die medikamentöse Fibrinolyse wieder auflösen.

Voraussetzung für diese Therapie ist die Anfertigung eines Computertomogramms (CT) des Schädels, um einen Schlaganfall durch Gehirnblutung auszuschließen. Würde man bei einer Gehirnblutung einen Fibrinolyseaktivator geben, würde die Ausdehnung der Hirnblutung noch zunehmen, da eine bereits einsetzende Gerinnung dadurch gestoppt und das gebildete Fibringerinnsel sogar wieder aufgelöst werden würde.

Zur Vorbeugung eines weiteren ischämischen Schlaganfalls wird heute allgemein eine Gabe von Acetylsalicylsäure zwischen 100 und 300 mg/ täglich empfohlen.

Die Angina pectoris

Herzkranzgefäße (Koronararterien) nennt man die kleinen Arterien, die direkt beim Austritt der Hauptschlagader (Aorta) aus dem Herz entspringen und das Herzmuskelgewebe mit Sauerstoff versorgen. Es gibt ein rechtes und ein linkes Herzkranzgefäß (Abbildung 17), wobei sich das linke nochmals in zwei Äste, den Ramus circumflexus und den Ramus interventrikularis anterior aufspaltet.

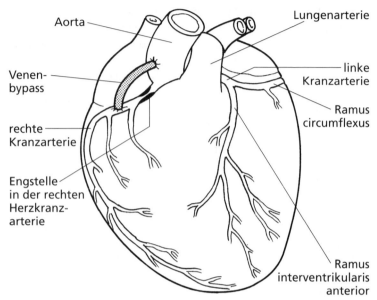

Aorta

Lungenarterie

Venen-
bypass

linke
Kranzarterie

Ramus
circumflexus

rechte
Kranzarterie

Engstelle
in der rechten
Herzkranz-
arterie

Ramus
interventrikularis
anterior

Abb. 17:   Verlauf der Herzkranzgefäße
Überbrückung einer Engstelle (Stenose) mit einem Venentransplantat
(Bypass) an der rechten Herzkranzarterie.

Je nach Ausdehnung der arteriosklerotischen Veränderungen der
Herzkranzgefäße ist die lebenswichtige Durchblutung des Herzmus-
kels mehr oder weniger stark eingeschränkt. Der Schweregrad dieser
Herzkranzgefäß-Erkrankung ergibt sich auch aus der Anzahl der betroffenen Koronararterien, und man spricht folglich von einer Einge-
fäß-, Zweigefäß- oder Dreigefäßerkrankung.
Angina pectoris bedeutet wörtlich übersetzt »Enge der Brust«. Das
Herz kann wegen der arteriosklerotischen Verengungen der Herzkranzgefäße seine volle Pumpleistung nicht mehr erbringen, und der
Patient merkt dies durch Kurzatmigkeit und geringere Leistungsfähigkeit. Nach einer gewissen, meist dem Patienten genau bekannten körperlichen Belastung (z. B. Steigen von einem oder zwei Stockwerken),
kommt es zu dem typischen Engegefühl in der Brust. Es wird als
dumpfes, nicht scharf lokalisierbares Druckgefühl unter dem Brustbein beschrieben. Der ausgeprägte Angina-pectoris-Anfall kann auch

mit Brennen unter dem Brustbein, Atemnot und einem sich steigerndem Angstgefühl einhergehen.

Da Koronararterien auch auf Nervenreize mit einer Verengung reagieren können, sind die Auslöser für einen Angina-pectoris-Anfall neben körperlichen Anstrengungen auch Kälte, psychische Belastungen, ausgiebige Mahlzeiten und vor allem das Rauchen.

Nimmt die Häufigkeit und Dauer der Angina-pectoris-Anfälle zu, spricht man von einer *instabilen Angina pectoris*. In diesem Zustand hat dann der Patient auch meist Ruheschmerzen und nächtliche Anfälle. Die Dauer der Anfälle, die über 30 Minuten gehen können, und die Schwere der Symptomatik sind denen des akuten Herzinfarktes ähnlich.

Welche Therapiemöglichkeiten gibt es bei der Angina pectoris?

Im akuten Anfall gibt man *Nitrokapseln*, die zerbissen werden oder den *Nitrospray*. Der darin enthaltene Wirkstoff (Glyceroltrinitrat) ist ein starkes gefäßerweiterndes Mittel, das über die Mundschleimhaut sogleich ins Blut aufgenommen wird. Es bewirkt eine Entlastung des Herzens, indem das Herz mit weniger venösem Blut gefüllt wird. Eine Linderung der Symptome erfolgt bereits nach etwa 2 Minuten. Diese Nitropräparate können auch vorsorglich eingenommen werden, wenn der Patient weiß, daß es in nächster Zeit zu einer körperlichen Belastung kommen wird. Als Nebenwirkung treten oft Hitzegefühl, Schwindel und Kopfschmerz auf. Bei bestimmten Nitropräparaten, sogenannten Langzeitnitraten, genügt die einmalige Einnahme am Morgen.

Als Langzeitmedikation werden auch *Betarezeptorenblocker* und *Calciumantagonisten* gegeben. Das sind Substanzen, die den Sauerstoffverbrauch des Herzens vermindern, indem sie die Herzfrequenz senken und zu einer Abnahme des Blutdrucks führen. Bei der instabilen Angina pectoris haben sich zur langfristigen Herzinfarktprophylaxe die *Thrombozyten-Aggregationshemmer*, wie z. B. Acetylsalicylsäure, aber auch die Cumarinpräparate bewährt.

Für die richtige Therapie ist es wichtig zu wissen, wie stark und wie ausgedehnt die arteriosklerotischen Veränderungen an den Koronarien sind. Dies kann nur durch eine Herzkatheteruntersuchung festgestellt werden. Bei einer Herzkatheteruntersuchung wird ein Katheter über eine periphere Arterie von der Leiste oder vom Arm aus bis ins Herz vorgeschoben. Über diesen Katheter wird ein Kontrastmittel direkt in die Herzkranzgefäße gespritzt. Mittels Röntgenaufnahmen kann dann sehr genau der Verlauf und die Beschaffenheit der Herzkranzgefäße begutachtet werden. Erst dann kann der Arzt entscheiden, ob Handlungsbedarf besteht. Stellt sich durch die Untersuchung heraus, daß die Koronararterien stark verengt sind, wird meist eine *Ballondilatation* oder eine *Bypassoperation* nötig sein.

Das Prinzip der *Ballondilatation* (Abbildung 15) haben wir bei der arteriellen Verschlußerkrankung der Beine schon kennengelernt. Bei der Ausführung am Herzen muß – wie bei einer Herzkatheteruntersuchung – ein Katheter von der Leiste aus bis in die betroffenen arteriosklerotisch veränderten Herzkranzgefäße vorgeschoben werden. Dann wird der Ballon aufgeblasen, der durch seinen Druck die Engstelle aufsprengt und damit wieder für eine ausreichende Durchblutung des entsprechenden Herzmuskelgewebes sorgt. Anschließend sollte nicht vergessen werden, lebenslang Gerinnungshemmer, am besten Acetylsalicylsäure, einzunehmen.

Eine weitere, noch raffiniertere Behandlung ist das Einbringen von Gefäßstützen aus Metall (sogenannte *Stents*) in ein verengtes Gefäß. Dadurch wird verhindert, daß sich das Gefäß von selbst wieder nach einer Dilatation verengt. Diese Stents sind aus Metall. Sie werden aber innerhalb von 3 Monaten mit einer Gefäßinnenhaut überzogen. Während dieser Zeit müssen auf alle Fälle Gerinnungshemmer eingenommen werden, am besten Cumarine. Anschließend hat sich eine Behandlung mit Acetylsalicylsäure bewährt.

Bei der *Bypassoperation* wird ein Stück Vene (meist aus dem Unterschenkel) so in ein Herzkranzgefäß eingenäht, daß das Blut an der verstopften Stelle – praktisch über eine Umleitung – vorbeigeleitet wird (Abbildung 17). Meist wird direkt von der Aorta eine Umgehung zu dem noch gut durchgängigen Teil der Herzkranzarterie gelegt und damit dem minderversorgten Gebiet wieder ausreichend Blut zugeführt. Eine derartige Operation ist natürlich aufwendiger als eine Ballondilatation, da dafür der Brustkorb geöffnet werden muß. Sie ist aber in vielen Herzzentren schon längst zur Routine geworden.

Der Herzinfarkt

Der Herzinfarkt ist eine der häufigsten Todesursachen in der westlichen Welt, insbesondere bei Männern. In der Bundesrepublik erleiden etwa 200 000 Menschen jährlich einen Herzinfarkt. Davon sterben trotz moderner Intensivmedizin etwa 35 %. Die meisten Todesfälle ereignen sich allerdings noch vor der stationären Einlieferung. Die Risikofaktoren für das Entstehen eines Herzinfarktes sind die gleichen wie für die Angina pectoris. Dazu zählen vor allem Übergewicht, erhöhte Blutfette, fortgeschrittene Arteriosklerose, Rauchen und Bewegungsmangel.

Bildet sich in einer durch Ablagerungen und Verengung vorgeschädigten Koronararterie ein Gerinnsel, kommt es zum vollständigen Verschluß dieses Gefäßes. Ist die Blutversorgung eines Teils des Herzmuskels unterbrochen, stirbt in der Folge Herzmuskelgewebe ab. In diesem Fall spricht man von einem Herzinfarkt. Je ausgedehnter das ausgefallene Gebiet ist, umso schlimmere Folgen hat der Infarkt. Davon wird die Leistungseinbuße des Herzens, das Auftreten von Rhythmusstörungen, das Entwickeln einer Herzwandausstülpung (*Aneurysma*) oder eines Herzklappenfehlers abhängen.

Wie macht sich ein Herzinfarkt bemerkbar?

Die Symptome eines akuten Herzinfarktes lassen sich wie folgt beschreiben:
- heftigste Schmerzen in der linken Brust,
- Ausstrahlen des Schmerzes in den linken Arm oder auch in den Rücken oder Bauch,
- Übelkeit und Erbrechen,
- Unruhe, Schweißausbruch,
- meist echte Todesangst mit Luftnot

Allerdings gibt es auch leichtere Infarkte, die nur minimale Symptome zeigen oder ganz „stumm" verlaufen und dadurch auch übersehen werden können. Dies trifft besonders bei Zuckerkranken und sehr alten Patienten zu.

Die Diagnose »Herzinfarkt« stellt der Arzt an Hand der typischen Symptome und unter Zuhilfenahme des EKGs und bestimmter Enzyme im Blut. Bei einem vermuteten Herzinfarkt kann das Enzym

Creatinkinase sowie das Muskeleiweiß Myoglobin bestimmt werden. Am schnellsten steigt nach dem Herzinfarkt das Myoglobin im Blut an, während die Creatinkinase erst nach 4 bis 8 Stunden nachweisbar ist und ihren höchsten Wert nach etwa 24 Stunden erreicht. Sie fällt nach 3 bis 6 Tagen wieder in den Normalbereich ab. Durch eine neue Bestimmungsmethode, die Messung des *Troponins* im Blut, kann selbst ein kleiner Infarkt noch innerhalb eines Zeitraums von 10 Tagen nach dem Ereignis nachgewiesen werden.

Ausdehnung und Größe des Herzinfarktes

Kommt es zu keiner wesentlichen Störung der Hämodynamik und stellen sich auch keine Rhythmusstörungen ein, so spricht man von einem unkomplizierten Herzinfarkt. In sehr vielen Fällen werden aber Herzrhythmusstörungen auftreten. Die häufigste Störung ist ein zu langsamer Herzschlag (*Bradykardie*). Insbesondere beim Hinterwandinfarkt kann es zu recht gefährlichen Rhythmusstörungen kommen, die sogar zeitweise einen Herzschrittmacher erforderlich machen. Angst und Schmerzen bewirken aber auch oft einen zu schnellen Herzschlag (*Tachykardie*). Extrasystolen (unregelmäßige Herzschläge) und – seltener vorkommend – Vorhofflimmern können sich ebenfalls einfinden. Die schnellen Herzrythmusstörungen können überleiten in Kammerflimmern, eine lebensgefährliche Komplikation, bei der keine koordinierte Kontraktion (Zusammenziehen) des Herzmuskels mehr erfolgt, und dementsprechend auch kein Blut mehr gepumpt wird. Dies muß möglichst durch sofortiges *Defibrillieren* beendet werden, da sonst nach wenigen Minuten der Tod eintritt. Defibrillieren bedeutet, dem Patienten von außen einen Stromstoß zu geben, um wieder eine geordnete Erregung des Herzmuskels einzuleiten und dadurch ein regelmäßiges und geordnetes Schlagen des Herzens zu erzeugen.

Welche Folgen kann ein Herzinfarkt haben?

Die Folgen eines überstandenen Herzinfarktes können vielfältig sein. Die Herzleistung kann insgesamt verringert sein. Ist eine größere *Nekrose* (zugrundegegangenes Gewebe) im Herzmuskel zurückgeblieben, wird an dieser Stelle kein neues Muskelgewebe mehr aufgebaut, sondern nur mehr funktionsloses Bindegewebe. Es bleibt also eine nicht mehr aktiv bewegliche Herzwand, die sich sackförmig ausstülpen kann (Wandaneurysma). Dort findet sich eine geringere Strömungsgeschwindigkeit des Blutes, und es kann sich folglich leichter ein Gerinnsel bilden. Fand der Infarkt in der Herzscheidewand statt, kann dort ein Loch entstehen. Ein Infarkt, der die Haltefäden und -muskeln der Herzklappen miteinbezieht, kann zu einem Herzklappenfehler, z. B. einer Mitralinsuffizienz, führen. Kommt es zu einem wirklich schwerwiegenden Defekt einer Herzklappe, so hilft nur mehr ein operativer Noteingriff, um eine künstliche Klappe einzusetzen.

Welche Therapiemöglichkeiten gibt es bei einem Herzinfarkt?

Die wichtigste Maßnahme bei Verdacht auf einen akuten Herzinfarkt ist das sofortige Verständigen eines Arztes oder Notarztes. Der Kranke muß beruhigt werden, denn im erregten Zustand verbraucht der Körper noch mehr Sauerstoff, den er jetzt dringend zur Versorgung seines Herzmuskels benötigt. Der Kranke sollte in eine für ihn bequeme Lage gebracht werden. Wenn vor dem Eintreffen eines Arztes schon ein Helfer Puls und Blutdruck messen kann, können schon erste Entscheidungen gefällt werden. Ist der Blutdruck nicht mehr meßbar bzw. fühlt man keinen Puls mehr, muß unverzüglich mit der Wiederbelebung begonnen werden. Wichtig ist eine ausreichende Mund-zu-Mund-Beatmung und eine Herzdruckmassage, die die Durchblutung des Gehirns aufrecht erhält.
Ist ein einigermaßen normaler Blutdruck vorhanden, ist dies ein günstiges Zeichen. Der Arzt wird zuerst versuchen, die Schmerzen mit einem Morphiumpräparat und vielleicht zusätzlich einem Beruhigungsmittel, z. B. Valium® zu lindern. Der Patient kann zur Entlastung des Herzens eine Nitrokapsel einnehmen; der Schmerz beim Herzinfarkt wird allerdings nur minimal darauf ansprechen.

> Intramuskuläre Injektionen dürfen nicht gegeben werde, da dadurch die Infarktdiagnostik erschwert wird und eine spätere Therapie mit Fibrinolytika gefährlich werden kann.

Thrombolysetherapie im Krankenwagen und in der Klinik: Die Thrombolysetherapie soll so früh wie möglich beginnen. Wenn sich also der Arzt im Krankenwagen sicher ist, daß es sich bei dem akuten Geschehen um einen Herzinfarkt handelt, so sollte er möglichst schon dort mit der oft lebensrettenden Lysebehandlung beginnen. Vorher muß er die Kontraindikationen ausschließen, wie frische Magengeschwüre oder Hirnblutungen in der Vorgeschichte. Heute wird allgemein eine Lysetherapie noch bis 6 Stunden nach Schmerzeintritt durchgeführt (mit Streptokinase, Urokinase oder mit t-PA). Damit werden in ca. 60% der Fälle die thrombosierten Gefäße wieder eröffnet. Im direkten Anschluß an die Lysetherapie muß eine ausreichende Heparintherapie erfolgen, um ein erneutes Verstopfen der Gefäße sicher zu verhindern.

Sind keine größeren Komplikationen aufgetreten, kann der Patient nach wenigen Tagen mit der Frühmobilisierung beginnen. Im allgemeinen wird nach der Heparintherapie eine Gerinnungshemmung mit Cumarinen für drei bis sechs Monate vorgeschlagen.

Für die Langzeittherapie hat sich Acetylsalicylsäure (ASS) bewährt. Von ASS ist seit langem bekannt, daß es wirksam die Thrombozytenaggregation hemmt. Es genügen geringe Dosen, um den gewünschten Effekt zu erzielen.

Auch die langfristige Einnahme von Cumarinpräparaten kann sich positiv auswirken. Ob Sie nach einem Herzinfarkt oder bei instabiler Angina pectoris ASS oder besser Cumarine einnehmen sollten, müssen Sie mit Ihrem Arzt besprechen.

2.2 Erkrankungen mit Embolierisiko und die Therapie mit Gerinnungshemmern

In diesem Abschnitt wollen wir besprechen, bei welchen Erkrankungen oder nach welchen Operationen es zu einer Emboliegefährdung des Patienten kommen kann. Sowohl bestimmte Herzrhythmusstörungen als auch Herzklappendefekte gehen mit einer Veränderung der normalen Blutströmung im Herzen einher. Wie Sie gelesen haben, kann es durch eine Verlangsamung der Blutströmung oder bei stehendem Blut sehr leicht zu einem Blutgerinnsel kommen. Wird dieses dann mit dem Blutstrom weitergeschwemmt, kann es eine Embolie in einem anderen Gefäß verursachen. Die künstlichen Herzklappen oder Bypässe führen mit ihren Metall- oder Kunststoffoberflächen zu einer Gerinnungsaktivierung und damit zu einem Thrombose- und Embolierisiko.

Wie entstehen Herzrhythmusstörungen?

Das rhythmische Schlagen des Herzens kommt durch elektrische Impulse zustande, die den Herzmuskel zur Kontraktion anregen. Der Schrittmacher, der die Impulse aussendet, sitzt im oberen Bereich des rechten Vorhofes und heißt Sinusknoten (Abbildung 18). Er wird von sogenannten autonomen Nerven gesteuert, d. h. von Nerven, die vom Willen nicht beeinflußbar sind. Je nach erforderlicher Pumpleistung muß die Herzfrequenz höher oder niedriger sein. Vom Sinusknoten aus geht dann die Erregung zuerst über die beiden Vorhöfe zum Vorhof-Kammer-Knoten, der im rechten Teil des Herzens, am Übergang vom Vorhof zur Hauptkammer sitzt. Hier kommt es zu einer kurzen,

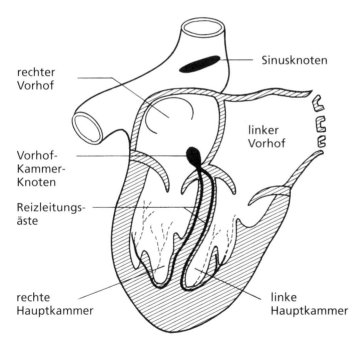

rechter
Vorhof

Sinusknoten

linker
Vorhof

Vorhof-
Kammer-
Knoten

Reizleitungs-
äste

rechte
Hauptkammer

linke
Hauptkammer

Abb. 18:   Die Erregungsausbreitung im Herzen
Querschnitt des Herzens mit Sinusknoten, Vorhof-Kammer-Knoten und dem weiteren Reizleitungssystem, das sich in den beiden Herz-Hauptkammern bis in die Herzspitze verzweigt.

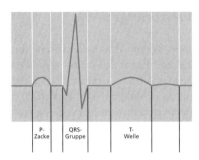

Abb. 19: Das EKG und die
Herzaktionen
Der Ablauf der elektrischen Erregung vom Vorhof (P-Zacke) bis
zur Hauptkammer (QRS-Gruppe)
und die Erregungsrückbildung
(T-Welle).

aber wichtigen Verzögerung der Erregung. Die Weiterleitung der Erregung in die rechte, wie auch in die linke Hauptkammer erfolgt über eigene Reizleitungsäste, die sich in immer feinere Faserbündel weiterver-
zweigen. Auf diese Weise werden alle Muskelfasern erreicht. Es zieht
sich also zuerst der Vorhof, dann die Hauptkammer zusammen und
nach einer gewissen Zeit kommt es zur Erregungsrückbildung und
dem Erschlaffen der Muskulatur. Das abwechselnde Zusammenziehen
und Erschlaffen des Herzmuskels bewirkt den rhythmischen Ausstoß
des Blutes in die großen Gefäße.
Die drei Abschnitte der Erregung des Herzens können sehr gut in der
elektrischen Ableitung der Erregungsströme erkannt werden. Diese
werden über Elektroden, die an den Armen, Beinen und am Brustkorb
des Patienten befestigt werden, mit dem sogenannten Elektrokardiogramm (EKG) aufgezeichnet (Abbildung 19). Die Vorhoferregung entspricht der P-Zacke, die Erregung der Hauptkammer der QRS-Zacke
und die Erregungsrückbildung der T-Welle.
Herzrhythmusstörungen kommen durch Blockierungen der Erre-
gungsleitungen oder durch die Ausbildung neuer Erregungsbildungs-
zentren im Herzen zustande. Bei den Störungen der Weiterleitung des
elektrischen Impulses, wenn z. B. Vorhöfe und Hauptkammern völlig
unabhängig voneinander im jeweiligen Eigenrhythmus schlagen, wird
meist das Einsetzen eines künstlichen Herzschrittmachers notwendig
werden.
Bei *Extrasystolen* (vorzeitiger oder zusätzlicher Herzschlag) wird klinisch zwischen denjenigen unterschieden, die im Bereich des Vorhofes
entstehen (*supraventrikuläre Extrasystolen*) und Extrasystolen, die in
der linken oder rechten Hauptkammer ihren Ursprung haben (*ventri-
kuläre Extrasystolen*). Es gibt harmlose Extrasystolen, die bei Bela-

stung verschwinden und keiner Behandlung bedürfen. Allerdings gibt es auch zahlreiche schwerwiegende Rhythmusstörungen, wie Vorhofflimmern, Vorhofflattern, stark ausgeprägte Extrasystolen und Überleitungsstörungen, die medikamentös behandelt werden sollten. Bei welchen der verschiedenen Rhythmusstörungen eine orale Gerinnungshemmung nötig ist, kann im Einzelfall nur der behandelnde Kardiologe entscheiden. Auf das relativ häufige Vorhofflimmern wird im nächsten Kapitel gesondert eingegangen.

Das Vorhofflimmern als Auslöser für Embolien

Nach einem Herzinfarkt, bei einer ausgeprägten Verengung der Herzkranzgefäße, oder bei einigen Herzklappenfehlern kann Vorhofflimmern auftreten. Statt eines rhythmischen Zusammenziehens des Vorhofes erfolgt nur noch ein feines Fibrillieren der Muskulatur. Das ist deutlich im entsprechenden EKG erkennbar (Abbildung 20). Es finden sich keine normalen P-Zacken mehr, und die Hauptkammer-Erregungen (QRS-Komplexe) zeigen unregelmäßige zeitliche Abstände. Da keine koordinierte Kontraktion des Vorhofmuskels mehr erfolgt, wird auch kein Blut mehr gepumpt. Der Vorhof hat seine Funktion, die

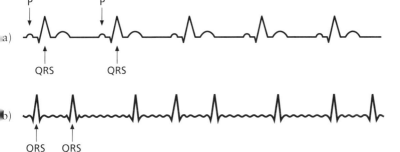

Abb. 20:   Normales EKG (a) und EKG bei Vorhofflimmern (b)
a) Normales EKG: regelrechter Ablauf der Erregung, nach jeder Vorhoferregung (P-Zacke) folgt eine Hauptkammererregung (QRS-Komplex), dadurch regelmäßiger Herzschlag-Rhythmus
b) Vorhofflimmern: Keine echten P-Wellen mehr, nur mehr feinschlägige Flimmerwellen, keine Vorhofkontraktionen mehr, unregelmäßige Frequenz der Hauptkammererregung (QRS-Komplex)

Hauptkammer zu füllen, eingebüßt. Die geringere Füllung der Hauptkammer führt zu einer insgesamt reduzierten Herzleistung und einem Blutdruckabfall und damit zu einer körperlicher Leistungsminderung. Infolge der kaum mehr bewegten Vorhofmuskulatur, kommt es dort zu einer Blutflußstauung und insbesondere in den Randgebieten des Vorhofs zu stehendem Blut. Dort können die Vorhofthromben entstehen. Insbesondere wenn Vorhofflimmern zusammen mit einer koronaren Herzerkrankung, Hochdruck, vergrößertem Herzvorhof oder anderen organischen Herzveränderungen auftritt, ist eine Behandlung mit oralen Gerinnungshemmern, wie z. B. den Cumarinen, nötig. Dadurch kann die Thrombosegefahr verringert werden.

Hat sich auf Grund der oben beschriebenen Mechanismen ein Thrombus in einer Herzkammer gebildet, besteht die Gefahr einer Thrombenverschleppung mit dem Blutstrom in eine andere Körperregion mit der Folge eines arteriellen Gefäßverschlusses. Man spricht dann von einer Embolie. Häufig betrifft ein solches embolisches Ereignis das Gehirn und der Betroffene erleidet einen Schlaganfall. Um dem vorzubeugen, werden gerinnungshemmende Medikamente eingesetzt.

Herzklappenfehler als häufige Ursache für Embolien

Herzklappenfehler führen je nach Art und Schweregrad zu einer Einbuße der Leistung des Herzens. Zusätzlich haben viele dieser Defekte die unangenehme Eigenschaft, die Blutströmung so zu verändern, daß durch Wirbelbildung, Stauung oder Umlenkung der Blutströmung ein entsprechendes Risiko zur Gerinnselbildung entsteht.

Anatomie der Herzklappen: Im menschlichen Herz befinden sich vier Klappen (Ventile), die die Aufgabe haben, den Blutstrom vorwärts zu lenken und ein Zurückströmen zu verhindern (Abbildung 21). Im linken Herzen befindet sich zwischen Vorhof und Hauptkammer die *Mitralklappe,* die so genannt wird, weil sie aus zwei Segeln besteht und eine Ähnlichkeit mit der Mitra eines Bischofs hat. Sie lenkt den Blutfluß vom linken Vorhof in die linke Hauptkammer und verhindert ein Zurückfließen des Blutes. Im rechten Teil des Herzens regelt die *Trikuspidalklappe* (eine »dreizipfelige« Klappe) den Blutfluß vom rechten Vorhof in die rechte Hauptkammer. Außerdem befinden sich am

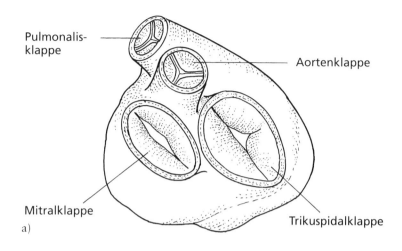

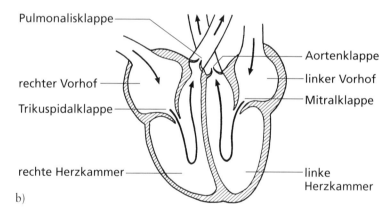

Abb. 21: Lage der Herzklappen
a) Genaue anatomische Lage der Herzklappen (Blick von oben auf das
Herz mit abgeschnittenen Vorhöfen)
b) Schematische Zeichnung des Herzens; Lage der großen Herzklappen
(Mitralklappe und Trikuspidalklappe) zwischen den Vorhöfen und
Hauptkammern und die Lage der kleineren Taschenklappen jeweils in
der Aorta und Lungenarterie. Die Pfeile markieren die Richtung des
Blutflusses.

Beginn der Lungenarterie bzw. der Aorta die *Pulmonal-* bzw. die *Aortenklappen*. Das sind kleine, jeweils aus drei Taschen bestehende Klappen, die den Rückfluß des Blutes in diesen zwei großen Gefäßen (Pulmonalarterie und Aorta) verhindern.

Die Mitralstenose: Ursache für eine Verengung der Mitralklappe (Mitralstenose) ist fast immer ein rheumatisches Fieber. Durch die an der Klappe abgelaufenen entzündlichen Vorgänge sind Narben und Schrumpfungen an der Klappe aufgetreten. Die Klappe kann nicht mehr vollständig geöffnet werden, und es resultiert ein Druckanstieg im linken Vorhof, der sich über die Lungenvenen und -arterien bis in die rechte Hauptkammer des Herzens fortsetzen kann. Im Laufe der Zeit führt dies zu einer Überdehnung des linken Vorhofes. Eine Verlangsamung oder ein teilweiser Stopp der Blutströmung in diesem vergrößerten Vorhof, insbesondere in seinen Randgebieten, kann die Entstehung einer Thrombose begünstigen. Das Risiko ist noch um einiges höher, wenn sich zusätzlich ein Vorhofflimmern entwickelt. Dies erklärt die Wichtigkeit einer Therapie mit Gerinnungshemmern bei Mitralstenose. Erst eine operative Beseitigung des Herzklappenfehlers stellt ein Absetzen des Gerinnungshemmers in Aussicht.

Die Mitralinsuffizienz: Bei der Schlußunfähigkeit der Mitralklappe (Mitralinsuffizienz) sind die thromboembolischen Komplikationen etwas weniger ausgeprägt.

Unter einem *kombinierten Mitralvitium* versteht man eine Stenose zusammen mit einer Insuffizienz der Mitralklappe. Dies führt relativ früh zu einem großen Vorhof mit Vorhofflimmern. Demzufolge haben solche Patienten ein hohes Thromboserisiko und müssen mit oralen Antikoagulantien behandelt werden.

Bei den angeborenen oder erworbenen Fehlern der anderen Herzklappen kann je nach Schweregrad und zusätzlichen Risikofaktoren ebenfalls die Gabe von Gerinnungshemmern erforderlich sein.

Welche Arten von künstlichen Herzklappen gibt es?

Wie sie gelesen haben, sind die Ursachen für Klappenzerstörungen oft rheumatischer Art, wobei sich die Vernarbungen und Defekte der Klappen häufig erst 10 bis 20 Jahre nach dem rheumatischen Fieber einstellen. Aber auch direkte bakterielle Entzündungen können zu Klappenzerstörungen führen. Eine weitere Ursache können Erkrankungen sein, bei denen es zu einer fortschreitenden Schwächung des Bindegewebes kommt.

Kann also eine Herzklappe ihre Funktion nicht mehr oder nur ungenügend erfüllen, muß sie ausgetauscht werden. Seitdem 1960 die erste Kugelprothese als Aortenklappe eingesetzt wurde, schreitet die Entwicklung der künstlichen Herzklappen immer weiter voran, und die Klappen werden in Hinsicht auf Verträglichkeit und Hämodynamik weiter verbessert. Dadurch wird einerseits die *Hämolyse* (Zerstörung der roten Blutkörperchen) geringer, andererseits nimmt auch die *Gerinnungsaktivierung* durch artfremde Oberflächen ab.

Die ersten Prothesen waren die *Kugelprothesen* nach STARR-ED-WARDS, bei denen sich ein Silikon-Kautschuk-Ball in einem Metallkäfig bewegt (Abbildung 22). Die zweite Generation waren die *Kippdeckelprothesen* (Björk-Shiley) und die sogenannten tilting-disc-Klappen (Medtronic Hall). Die Scheibe besteht aus einem besonders harten Kunststoff und der Rahmen aus Metall. Als dritte Möglichkeit gibt es noch die *Doppelflügelklappen* (St. Jude Medical, Tekna, Sorin). Diese Klappen weisen die günstigste Hämodynamik auf, das heißt, sie bieten dem durchströmenden Blut den geringsten Widerstand.

Kunstklappen müssen aus einem stabilen und körperfreundlichen Material bestehen, denn sie müssen einerseits eine lange Haltbarkeit auf-

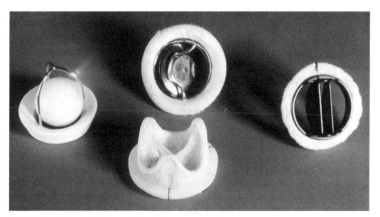

Abb. 22: Verschiedene Herzklappenprothesen
Kugelprothese (links), Kippdeckelprothese (oben), Doppelflügelklappe (rechts), biologische Klappe (unten)

weisen, andererseits dürfen diese Materialien keine Fremdkörperreaktionen im menschlichen Körper hervorrufen.

Trotzdem präsentieren künstliche Herzklappen aber dem Blut Fremdoberflächen, an denen Gerinnungsvorgänge ausgelöst werden können. Am Befestigungsring oder am beweglichen Teil der Klappe kann sich thrombotische Substanz (Fibrin und Thrombozyten) anlagern und ihre Funktion stark beeinträchtigen. Sehr gefährlich ist es, wenn sich ein solcher Thrombus loslöst, mit dem Blutstrom fortgetragen wird und dann wichtige Arterien in Gehirn, Arm oder Bein verschließt. In diesem Fall spricht man von einem embolischen Verschluß. Bei dem Versuch, bleibende Schäden zu verhindern, muß sehr schnell gehandelt werden, sei es durch chirurgisches Entfernen des Thrombus oder durch medikamentöse Fibrinolyse.

Zur Vermeidung dieser möglichen Komplikationen muß jeder Träger einer künstlichen Herzklappe Gerinnungshemmer einnehmen. Am besten haben sich in der Langzeitvorsorge die Cumarine bewährt, während die anderen Gerinnungshemmer entweder zu schwach wirken oder – wie das intravenöse Heparin – in der Anwendung zu umständlich sind. Wie sie später noch genauer lesen werden, ist auch die nötige Stärke der Gerinnungshemmung von der Lage und dem Typ der künstlichen Herzklappe abhängig. Ihr Arzt muß z. B. berücksichtigen, daß Patienten mit älteren Kunstklappen eine stärkere Gerinnungshemmung nötig haben, als solche mit modernen.

Zum Abschluß soll noch kurz auf die *biologischen Klappen* eingegangen werden. Es handelt sich dabei vor allem um Schweineaortenklappen. Diese werden auf Rahmen aufgezogen (Abbildung 22) und am Haltering in das Herz eingenäht. Außerdem gibt es sogenannte *Homografts*, das sind unbehandelte, menschliche Klappen, die aus Leichen gewonnen werden. Der Vorteil der biologischen Prothesen besteht darin, daß nachdem sie eingewachsen sind, keine Antikoagulation nötig ist. Während die mechanischen Ventile meist lebenslang haltbar sind, ist die Lebensdauer von biologischen Klappen viel geringer (etwa 10 bis 15 Jahre), und man muß insbesondere bei jungen Patienten mit einer zweiten Operation und dem Austausch der Klappe rechnen.

Bypass-Operationen und die Notwendigkeit von Gerinnungshemmern

Bypass-Operationen werden nicht nur am Herzen, sondern auch beim Verschluß anderer Arterien durchgeführt. Wie wir gehört haben, ist ein Bypass eine Überbrückung einer Engstelle, wobei das Blut entweder über eine zuvor herauspräparierte Vene oder eine Kunststoffprothese geleitet wird.

Zur Überbrückung einer verengten Oberschenkelarterie kann z. B. ein Bypass von der Beckenarterie bis zur Kniearterie führen. Sind Verschlüsse im Bereich der Gabelung der Beckenarterien vorhanden, wird sehr häufig ein sogenannter Y-Bypass angelegt. Das in Form eines umgekehrten Ypsilons gefertigte Kunststoffgefäß wird mit dem oberen Teil in die Bauchaorta und mit den unteren „Ästen" in die beiden Oberschenkelarterien eingenäht. So versorgt es beide Beine mit genügend Blut.

Generell ist der Einbau eines Bypass fast überall möglich. Auch zur Überbrückung langer arteriosklerotischer Strecken sind entsprechende chirurgische Techniken entwickelt worden. Z.B. kann bei einer ausgedehnten Arteriosklerose der Bauchaorta und Beckenarterien ein Kunststoffbypass von der Achselarterie bis hinunter zur Oberschenkelarterie gelegt werden.

Für das »Offenhalten« eines Bypass ist meist eine Gerinnungshemmung notwendig, unabhängig davon, ob es sich um eine Kunststoffprothese oder ein Venentransplantat handelt. Welcher Gerinnungshemmer bei welcher Indikation der bessere ist, muß Ihr Arzt entscheiden. Während bei einem Bypass im Bereich des Beckens oder des Oberschenkels Acetylsalicylsäure empfohlen wird, werden für den Unterschenkelbereich Cumarine bevorzugt. Wie bei den künstlichen Herzklappen ist auch hier unbedingt eine kontinuierliche Gerinnungshemmung wichtig, denn ohne Schutz kann sich leicht und schnell ein Verschluß des kunstvoll angelegten Bypass entwickeln.

Die Kardiomyopathie, eine schwere Erkrankung des Herzmuskels

Bei der sogenannten Kardiomyopathie kommt es zu einer Herzvergrößerung und Schwächung des Herzmuskels. Die Ursachen können toxischer Art (z. B. durch Alkohol oder Medikamente) sein. Die Erkran-

kung kann aber auch durch Viren oder Bakterien ausgelöst werden.
Das Herz erscheint im Röntgenbild groß und vor allem der linke Teil
des Herzens ist stark erweitert. Mit dieser Vergrößerung stellt sich
auch eine zunehmende Herzschwäche ein. Neben der üblichen Therapie der Herzstärkung durch Digitalispräparate und der Entwässe-
rungstherapie werden ab einem gewissen Schweregrad orale Antikoagulantien empfohlen, um thromboembolische Komplikationen zu vermeiden. Leider gibt es keine ursächliche Therapie und die Erkrankung
schreitet meist unaufhaltsam fort.

In der folgenden Tabelle soll noch einmal ein Überblick über die verschiedenen Antikoagulantien und ihre Einsatzbereiche gegeben werden. Die Meinungen der Experten gehen aber auch hier oft weit auseinander und die Veröffentlichung von Studien mit neuen Erfahrungen
und Erfolgen können die Empfehlungen verändern.

Tabelle: Indikationsbereiche für die gebräuchlichsten Antikoagulantien

	Heparin	Cumarin	Thrombozyten-aggregations-hemmer
akuter Herzinfarkt	+		
Prophylaxe eines Herzinfarktes		+	+
Vorhofflimmern		+	
Kardiomyopathie		+	
Herzklappenersatz		+	
Prophylaxe eines Schlaganfalls		+	+
arterielle Durchblutungsstörungen		+	+
Bypass		+	+
Verhinderung von venösen Thrombosen und Lungenembolien	+	+	

2.3 Wo treten häufig venöse Thrombosen oder Embolien auf?

Wie in den vergangenen Abschnitten beschrieben, treten Thrombosen im arteriellen System und im Herzen auf; sie können aber auch in den venösen Gefäßen entstehen. Insbesondere sind die Venen des Beines dafür anfällig, während die Venen des Armes oder der inneren Organe viel seltener befallen werden.

Die oberflächliche Venenentzündung an den Beinen

Am Bein gibt es oberflächliche sowie tief in der Muskelschicht gelegene Venen. Außerdem gibt es die sogenannten Verbindungsvenen, die das oberflächliche Venensystem mit dem tiefen verbinden. Für den Blutrückfluß zum Herzen sind besonders die tiefen Venen wichtig.

Eine Entzündung der oberflächlichen Beinvenen (*Thrombophlebitis*) beginnt mit einem Berührungsschmerz mit Rötung und Überwärmung an der betroffenen Stelle. Meist ist die thrombosierte und entzündete Vene als harter Strang gut tastbar. Die Thrombophlebitis kann über Wochen bestehen und dabei sehr schmerzhaft sein. An den Armen entstehen Thrombophlebitiden meist nach Injektionen oder Infusionen. An den Beinen treten sie bevorzugt in den „Krampfadern" auf, wobei ein besonderer Auslöser oft nicht erkennbar ist.

Die Therapie der oberflächlichen Thrombophlebitis besteht im Anlegen eines Kompressionsverbandes. Der Patient sollte aufgefordert werden, sich viel zu bewegen, denn eine Bettruhe wirkt sich eher nachteilig aus. Bei stärkeren Schmerzen können Schmerzmittel bzw. entzündungshemmende Medikamente gegeben werden. Zusätzlich können kalte Umschläge und heparinhaltige Salbenverbände die Schmerzen lindern.

Eine oberflächliche Venenthrombose ist in der Regel nicht gefährlich, denn sie führt im Gegensatz zu einer tiefen Beinvenenthrombose nie zu einer Lungenembolie. Bei einer ausgedehnten Entzündung der oberflächlichen Venen oder wenn sich die Entzündung in Richtung Leiste ausdehnt, sollte der Arzt jedoch eine Heparinisierung durchführen. Sicherheitshalber empfiehlt sich in jedem Fall eine Doppler-Ultraschall-Untersuchung um eine tiefe Becken- und Oberschenkelvenenthrombose auszuschließen. Diese Untersuchung ist einfach und ohne Strahlenbelastung durchzuführen. Sie basiert auf der Anwendung von Schallwellen, die eine Frequenz oberhalb des Hörbereichs des Menschen haben. Mit Hilfe eines Schallkopfes, der über das Gefäß gehalten wird, bestimmt man auf unblutige Weise die Geschwindigkeit des fließenden Blutes.

Die tiefe Beinvenenthrombose und ihre Komplikationen

Hierbei handelt es sich um komplette oder fast komplette Verschlüsse der in der Tiefe gelegenen und für die Zirkulation des Blutes äußerst wichtigen Beinvenen. Der Patient fühlt einen meist dumpfen, oft muskelkaterartigen Schmerz in der Wade oder an der Innenseite des Oberschenkels. Oft ist auch ein Schweregefühl oder eine akute Schwellung des Knöchels und Unterschenkels oder auch des Oberschenkels (je nach Ausdehnung der Thrombose) vorhanden. Bei der Untersuchung des Beines gibt es typische Druckpunkte und Hinweiszeichen, die für eine tiefe Beinvenenthrombose sprechen (Abbildung 23). Zur genauen Erfassung der Ausdehnung der Thrombose ist aber eine Doppler-Ultraschall-Untersuchung und bisweilen auch eine röntgenologische Venendarstellung erforderlich.

Venöse Thrombosen treten meist im Unterschenkel-, Oberschenkeloder im Beckenbereich, seltener auch im Armbereich oder in der Lebervene auf. Die Gefährlichkeit ist von der Lokalisation abhängig. Bei tiefen Oberschenkelvenenthrombosen ist das Risiko einer Lungenembolie deutlich höher als bei Venenthrombosen im Knie- oder Wadenbereich.

Tiefe Beinvenenthrombosen ereignen sich häufiger bei Patienten mit Herzschwäche oder Tumorerkrankungen. Sie können auch nach komplizierten Operationen, nach Verletzungen von Gefäßen, bei Knochenbrüchen, nach längerer Ruhigstellung einzelner Gliedmaßen und bei längerer Bettlägerigkeit auftreten. Bei Frauen stellen die Einnahme von empfängnisverhütenden Mitteln (Ovulationshemmern), Schwangerschaft und Kindbettzeit ein zusätzliches Thromboserisiko dar.

Manchmal treten tiefe Beinvenenthrombosen spontan auf, ohne daß eine direkt auslösende Ursache gefunden wird. Man sollte in diesen Fällen eine umfassende Laboruntersuchung der in Frage kommenden

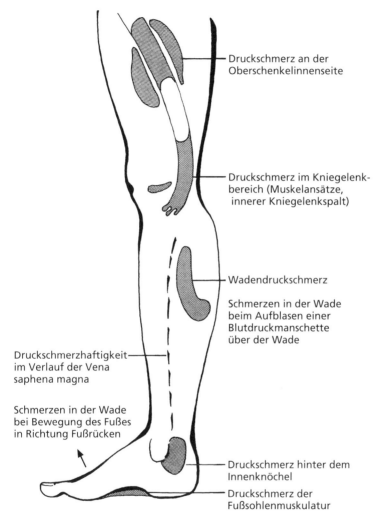

Druckschmerz an der
Oberschenkelinnenseite

Druckschmerz im Kniegelenk-
bereich (Muskelansätze,
innerer Kniegelenkspalt)

Wadendruckschmerz

Schmerzen in der Wade
beim Aufblasen einer
Blutdruckmanschette
über der Wade

Druckschmerzhaftigkeit
im Verlauf der Vena
saphena magna

Schmerzen in der Wade
bei Bewegung des Fußes
in Richtung Fußrücken

Druckschmerz hinter dem
Innenknöchel

Druckschmerz der
Fußsohlenmuskulatur

Abb. 23: Lokalisation des Druckschmerzes bei tiefer Venenthrombose
(nach Müller-Bühl, U./Diehm, C: Angiologie, Kohlhammer Stuttgart,
1991)

Gerinnungsparameter veranlassen. Im Falle einer vererbbaren Neigung zur Thrombosebildung ist diese Gerinnungsanalyse für die nahen Verwandten des Patienten wichtig. Untersucht werden sollten dabei die weiter unten (Seite 76) genannten Defekte im Gerinnungssystem.

Das postthrombotische Syndrom ist der Folgezustand nach einer ausgedehnten tiefen Venenthrombose. Der ungenügende Blutabfluß und die daraus resultierende Venendrucksteigerung führen zu Ödemen mit Wachstumsstörungen der Haut. Es kommt auch meist zu fleckigen Veränderungen der Haut (De- und Hyperpigmentierungen) und letztlich zur Bildung von Geschwüren. Dieses Syndrom wird auch als *chronisch-venöse Insuffizienz* bezeichnet.

Die Therapie ist im großen und ganzen unbefriedigend. Es muß zum einen eine konsequente Kompressionsbehandlung durchgeführt werden (Tragen eines festsitzenden Kompressionsstrumpfes), zum anderen ist eine Bewegungstherapie wichtig. Zusätzlich kann eine Hydrotherapie mit kalten Güssen und Lehmwickeln hilfreich sein. Eventuell kann durch die Gabe eines milden Diuretikums das Ödem günstig beeinflußt werden.

Ein seltenes Syndrom: Die Armvenenthrombose

Nur etwa 1 bis 2% aller Venenthrombosen treten im Bereich der Arme und zwar meist an der Engstelle auf, an der die Vene zwischen Schlüsselbein und erster Rippe durchtritt (Abbildung 24). Oft kann rückblickend als Grund eine Gefäßwandverletzung z.B. durch sportliche Überanstrengung (Tennis, Basketball) gefunden werden. Eine Ursache, die in der Klinik auftreten kann, ist die Schädigung der Vene durch einen lange liegenden Venenkatheter.

Die Diagnose ist relativ leicht zu stellen. Innerhalb kurzer Zeit bildet sich ein geschwollener Arm und der Patient leidet unter Spannungsschmerzen und Schweregefühl. Die letzte Sicherheit für die Diagnose bringt die Ultraschall-Untersuchung bzw. die röntgenologische Darstellung der Venen mit Kontrastmittel.

Die Therapie der Wahl ist die medikamentöse Fibrinolyse oder falls Kontraindikationen diese etwas risikoreichere Therapie verbieten, wird die hochdosierte Heparingabe empfohlen.

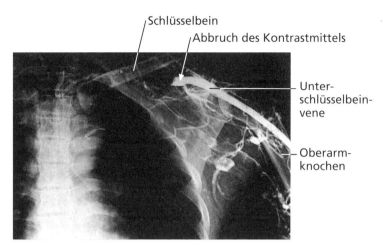

Abb. 24: Röntgenologische Darstellung einer Thrombose in der Vena subclavia (Unterschlüsselbeinvene)
Die Röntgenaufnahme zeigt einen Ausschnitt der linken Brust mit Schultergelenk. Durch das injizierte Kontrastmittel (weiß) erkennt man gut den Verlauf der Armvene, die in die Unterschlüsselbeinvene übergeht. Kurz vor dem Erreichen des Schlüsselbeins (Pfeil) kommt es zu einem Abbruch des Kontrastmittels, d. h., die Vene ist durch einen Thrombus vollständig verschlossen. (aus: Schettler, G./Greten, H.: Innere Medizin, Bd 1, Thieme Verlag, Stuttgart, 1990, S. 256; mit freundlicher Genehmigung)

Die Lungenembolie als die schlimmste Folge der tiefen Beinvenenthrombose

Die tiefe Beinvenenthrombose verursacht nicht nur lokal Beschwerden, sondern kann leider eine sogar tödliche Begleiterscheinung haben: Der Thrombus oder Thrombusbestandteile können sich von der Gefäßwand ablösen und mit dem Blutstrom weiterwandern. Er kann zum Beispiel auf diese Weise in die Lunge gelangen und dort lebenswichtige Arterien verschließen. Man spricht dann von einer Lungenembolie.
Bei einer Embolie, die nur kleine Gefäße verschließt, kommt es nur zu geringer Atemnot, leichten Brustschmerzen und eventuell zu einem schnellen Herzschlag (Tachykardie). Bei größeren Embolien ist die

Atemnot entsprechend stärker, gefolgt von Herz- und Kreislaufstörungen, die in einen Schockzustand übergehen können. Nicht selten endet eine ausgeprägte Lungenembolie trotz intensiver ärztlicher Bemühungen tödlich. Statistisch stellt die Lungenembolie etwa 5% aller Todesursachen dar. Frauen sind dabei häufiger als Männer betroffen. Als Therapie wird sofortige Sauerstoffgabe empfohlen, wenn nötig mit künstlicher Beatmung. Die Herzfunktion sollte durch herzstärkende Medikamente unterstützt werden. Bei einer gesicherten Lungenembolie wird zu einer sofortigen *Fibrinolysetherapie* mit Streptokinase oder Urokinase geraten. Wenn auch dies nichts nützt, bleibt als letzte Konsequenz nur die operative Entfernung des Blutgerinnsels.

2.4 Erbliche oder erworbene Ursachen der venösen Thrombosen und vorsorgliche Maßnahmen zu ihrer Verhütung

Warum bekommen manche Frauen eine Beinvenenthrombose, wenn sie wegen einer Infektionskrankheit oder nach einer Operation im Bett liegen und andere wiederum nicht? Folglich muß es bei bestimmten Personen eine Neigung geben, Thrombosen zu entwickeln. Thrombosen treten dann auf, wenn gewisse zusätzliche Risikofaktoren wie Bewegungsmangel oder eine Gerinnungsaktivierung nach einer Operation auftreten. Die Anfälligkeit, Thrombosen gehäuft zu bekommen, nennt man *Thrombophilie*. In letzter Zeit wurden durch intensive Forschung einige Ursachen für die Thrombophilie gefunden. Leider kennt man beileibe noch nicht alle Defekte im Gerinnungssystem, aber bei etwa 40% der Patienten, die eine Thrombose erlitten haben und unter 45 Jahren sind, kann durch Laboruntersuchungen eine Ursache für die Thrombophilie gefunden werden.

Angeborene Ursachen für die venöse Thrombose

Zu den häufigsten, angeborenen Ursachen für die Thrombophilie zählen der Antithrombin III-, der Protein C-, der Protein S-Mangel und die sogenannte APC-Resistenz.

Der Antithrombin III-Mangel: Antithrombin III wird in der Leber gebildet und ist, wie Sie oben (Abbildung 4, Seite 19) gelesen haben, ein Gegenspieler des Thrombins, des aktivierten Faktor X und weiterer gerinnungsaktivierender Faktoren. Das heißt, daß Antithrombin III ein mächtiger gerinnungshemmender Faktor ist. Ist die Menge des Antithrombin III im Blut aber vermindert, wird das Gleichgewicht zwischen Gerinnung und Gerinnungshemmung verschoben. Es kann leicht zur Gerinnungsaktivierung und damit zur gefürchteten Thrombose kommen.

Der Antithrombin III-Mangel in der Normalbevölkerung kommt einmal auf 2000 bis 5000 Einwohner vor. Bei Personen, die schon einmal eine Thrombose durchgemacht hatten, geht man von einer Häufigkeit von etwa 5% aus. Wie umfangreiche Studien von Personen mit Antithrombin III-Mangel gezeigt haben, erleiden diese hauptsächlich Thrombosen im venösen System, also z. B. tiefe Beinvenenthrombosen, oberflächliche Venenentzündungen oder Lungenembolien.

Wichtig ist zu wissen, daß die Heparin-Wirkung auf der gesteigerten Gerinnungshemmung des Antithrombin III beruht. Hat ein Patient einen Antithrombin III-Mangel, so sollten vorsorglich Cumarinpräparate gegeben werden. Heparin kann aus oben genanntem Grund nicht seine volle Wirkung entfalten. Ein möglicher Ausweg bei kurzzeitiger Heparingabe ist die zusätzliche Gabe von Antithrombin III.

Der Protein C- und Protein S-Mangel: Protein C und sein Kofaktor, das Protein S, üben normalerweise eine starke Hemmung auf die Gerinnung aus. Den genauen Wirkort und Wirkmechanismus der beiden Gerinnungsfaktoren können Sie sich nochmal durch die Abbildung 4 ins Gedächtnis zurückholen. Fehlt einer der beiden Faktoren oder ist dessen Konzentration wesentlich erniedrigt, ergibt sich daraus, daß die Gerinnung leichter aktiviert werden kann. Die Folge ist ein deutliches Thromboserisiko.

Wie der Antithrombin III-Mangel wirkt sich auch der Protein C- sowie der Protein S-Mangel mit zunehmendem Lebensalter aus. Ab dem 20. Lebensjahr nehmen die Thrombosen zu und mit 80 Jahren haben dann etwa 90% der Betroffenen eine Thrombose durchgemacht. Am häufigsten finden sich tiefe Beinvenenthrombosen und oberflächliche Venenentzündungen. Es wird aber auch diskutiert, ob diese beiden Defekte arterielle Verschlüsse wie den Schlaganfall bewirken können. Der Protein C-Mangel wird bei etwa 3 bis 11% der Thrombosepatien-

ten gefunden, während in der Normalbevölkerung nur ein Fall auf
etwa 36 000 Gesunde kommt. Auch die Häufigkeit des Protein S-
Mangels bewegt sich in diesem Bereich.
Sowohl Protein C wie Protein S sind Vitamin K-abhängige Gerinnungsfaktoren. Das heißt, sie benötigen zu ihrem Aufbau das Vitamin K.
Sie sind also während einer Cumarintherapie immer erniedrigt, und
eine sichere Diagnosestellung läßt sich unter der Behandlung nicht erreichen.

Die APC-Resistenz oder Faktor V-Defekt: Unter APC-Resistenz (Aktivierte Protein C-Resistenz) versteht man die Störung, daß aktiviertes
Protein C die Gerinnung nur verzögert bzw. abgeschwächt zu hemmen
vermag. Das liegt an einem defekten Faktor V, einem wichtigen Bestandteil des Gerinnungssystems (Abbildung 4). Zwar ist sowohl Protein C als auch sein Kofaktor Protein S in ausreichender Menge vorhanden; sie können aber den Gerinnungsfaktor V wegen dessen verän-
derter Molekülstruktur nicht mehr so gut hemmen. Dieser Defekt
wurde 1993 von DAHLBÄCK in Schweden entdeckt und ist in den darauf folgenden Jahren genauer erforscht worden. Heute ist er nachgewiesenermaßen der häufigste Thromboserisikofaktor. Etwa 4% der
Gesamtbevölkerung und etwa 20% der Personen, die ein thromboem-
bolisches Ereignis hatten, tragen nachweislich diesen Defekt. Diese
Störung wird vererbt und bei Familienuntersuchungen konnte aufge-
zeigt werden, daß die betroffenen Familienmitglieder öfter an einer
Thrombose erkrankten, als Personen ohne diesen Defekt.
Im Labor kann durch einen einfachen Test, ähnlich der partiellen
Thromboplastinzeit (PTT), nachgewiesen werden, ob eine Gerinnungshemmung über den Faktor V stattfinden kann. Außerdem ist es
jetzt schon möglich, diesen Faktor gentechnologisch zu untersuchen
und die Mutation direkt nachzuweisen.
Liegt eine APC-Resistenz vor, hat der betroffene Patient ein etwa sie-
benfach erhöhtes Risiko, eine Thrombose oder Embolie zu erleiden.
Werden von einer Frau gleichzeitig hormonelle Empfängnisverhü-
tungsmittel eingenommen, erhöht sich das Risiko auf das 30fache.

Weitere angeborene Ursachen der Thrombophilie: Insbesondere
Frauen, die neben einer Thrombose eine oder mehrere Fehlgeburten
hatten, sollten auf die sogenannten *Antiphospholipidantikörper* untersucht werden. Antiphospholipidantikörper sind Antikörper gegen

gewisse Bestandteile des Gerinnungssystems, nämlich der Phospholipide. Sind diese Antikörper im Blut vorhanden, treten gehäuft sowohl venöse Thrombosen als auch Fehlgeburten bei den betroffenen Frauen auf.

Antiphospholipidantikörper können vorübergehend nach Infektionskrankheiten oder dauernd bei einigen Autoimmunerkrankungen (also Erkrankungen, bei denen sich Antikörpern gegen eigenes Gewebe entwickeln) auftreten, insbesondere sind sie bei dem Krankheitsbild des *Lupus erythematodes* häufig. Der Lupus erythematodes ist ein sehr komplexes Krankheitsbild aus dem rheumatischen Formenkreis. Nach anfänglichen uncharakteristischen Symptomen wie Fieber und Gelenkschmerzen, treten vermehrt Hautausschlag, Gefäßentzündungen, Nervenentzündungen und der Befall verschiedener Organe in den Vordergrund. Die Erkrankung führt oft zu einem Nierenversagen und ist insgesamt prognostisch ungünstig.

Ein weiterer Hinweis auf eine Thrombophilie kann ein *Faktor XII-Mangel* sein, der aber meist schon bei einer Routine-Gerinnungsuntersuchung auffällt, da die partielle Thromboplastinzeit (PTT) verlängert ist. Es werden noch verschiedene andere Konstellationen für eine Thromboseneigung angeschuldigt, wie z. B. eine *erhöhte Fibrinogenkonzentration* oder eine abnorm *verkürzte PTT*.

Verminderte Fibrinolysekapazität: Auch eine verminderte Fibrinolysekapazität muß als Faktor für eine Thrombosebereitschaft angesehen werden. Wie schon am Anfang angedeutet, ist auch eine funktionierende Lyse für das Gerinnungsgleichgewicht wichtig. Zu viel gebildetes und überschüssiges Fibrin muß durch körpereigene Fibrinolyse wieder aufgelöst werden können. Besteht eine Fehlregulation der dafür zuständigen Gerinnungsproteine, des *Plasminogen-Aktivator (t-PA)* oder seines Gegenspielers, des *Plasminogen-Aktivator-Inhibitor (PAI)*, resultiert ebenfalls eine thrombophile Situation.

Erworbene Ursachen der venösen Thrombose

Erworbene Ursachen für eine Verminderung der hemmenden Gerinnungsproteine können sein:

- Langfristige Heparintherapie,
- Lebererkrankungen,
- das nephrotische Syndrom,
- Antikörper gegen Protein C oder S (selten).

Das *nephrotische Syndrom* ist eine ernste Nierenerkrankung, bei der neben Störungen des Fettstoffwechsels vor allem der Verlust von wichtigen Eiweißkörpern durch die Niere im Vordergrund steht. Durch die defekte Niere gehen wichtige Hemmsubstanzen für die Gerinnung, wie z. B. das Antithrombin III, verloren. Um Thrombosen zu vermeiden, müssen diese Patienten auf alle Fälle orale Gerinnungshemmer einnehmen. Gehäufte Venenthrombosen finden sich auch bei Patienten mit bösartigen Erkrankungen. Viele Tumore können Substanzen ins Blut freisetzen, die ähnlich oder gleich dem Thromboplastin sind, also eine starke Gerinnungsaktivierung auslösen. Ist ein Patient schon älter und leidet plötzlich unter wiederkehrenden Thrombosen, muß an die Möglichkeit einer Tumorerkrankung gedacht werden. In diesem Fall muß ebenfalls mit Gerinnungshemmern (Heparin oder Cumarine) dagegen gesteuert werden.

Müssen bei erblicher Thromboseneigung vorsorglich Gerinnungshemmer genommen werden?

Wie oben beschrieben, gibt es eine Reihe von genetisch bedingten Störungen, wie den Antithrombin III-, den Protein C- und S-Mangel oder die APC-Resistenz, die das normalerweise ausgewogene Gleichgewicht der Gerinnung zur Seite der Gerinnungsaktivierung verschieben. Dadurch ergibt sich bei diesen Personen eine Neigung zu Thrombosen. Eine logische Folge wäre die lebenslange Behandlung all dieser Personen mit oralen Gerinnungshemmern. Da aber diese Medikamente auch Nebenwirkungen wie eine verstärkte Blutungsneigung haben und im Einzelfall nicht sicher ist, ob der Patient tatsächlich ohne Gerinnungshemmer eine Thrombose bekommen wird, muß diese Therapie sorgfältig überlegt werden.

Hat ein Patient bereits mehrere Thrombosen erlitten, und ist ein erblicher Defekt nachgewiesen worden, so wird der behandelnde Arzt zu einer *lebenslangen Antikoagulation* raten. Ob nach dem Auftreten einer *einzigen Thrombose* Gerinnungshemmer lebenslang gegeben werden sollten, hängt von verschiedenen Faktoren ab. Ein wichtiger Faktor für die Entscheidung ist dabei, ob ein äußerer Auslöser für die Thrombose vorhanden war. Eine Rolle spielt zum Beispiel auch, ob die Thrombosen familiär gehäuft vorkommen und ob ein oben beschriebener Gerinnungsdefekt sicher nachgewiesen wurde. Der behandelnde Arzt muß die Vor- und Nachteile sorgfältig gegeneinander abwägen und dann die Entscheidung fällen (siehe dazu auch das Kapitel über das Blutungsrisiko bei Cumaringabe und verschiedenen INR-Werten, S. 104).

Die Behandlung mit Cumarinpräparaten, die die aktivierenden Gerinnungsfaktoren vermindern, bewirkt, daß das Ungleichgewicht der Gerinnung behoben wird. Natürlich muß eine solche Behandlung immer lebenslang durchgeführt werden. Eine Alternative zur oralen Antikoagulation ist leider bis heute noch nicht in Sicht. In Zukunft könnte man sich vorstellen, Protein C und Protein S gentechnologisch in ausreichender Menge herzustellen und dadurch ursächlich den Mangel dieser Erkrankten zu beheben. Bei den Blutern, die einen Mangel an Gerinnungsfaktor VIII oder IX (Hämophilie A oder B) haben, kann z. B. durch die regelmäßige Gabe des entsprechenden Faktors die Blutungsneigung vermindert werden.

Sind zum Zeitpunkt der Thromboseentstehung allerdings noch andere Risikofaktoren beteiligt gewesen, so kann versucht werden, erst diese zu eliminieren. Eine APC-Resistenz, die bei 4% aller Deutschen nachgewiesen werden kann, führt z. B. nicht bei allen Betroffenen tatsächlich zur Ausbildung einer Thrombose. Viele Personen erreichen ein hohes Alter ohne ein einziges thrombotisches Ereignis.

Ist z. B. bei einem jungen Mädchen, das nachgewiesenermaßen eine APC-Resistenz hat, eine Thrombose unter der »Pille« aufgetreten, so kann alternativ empfohlen werden, diese wegzulassen und andere thrombosefördernde Situationen wie längeres unbewegliches Sitzen im Auto, Bus oder Flugzeug zu vermeiden. Bei einer Erkrankung oder Verletzung, die zu einer längeren Bettlägrigkeit führt, muß sie noch stärker als andere Patienten auf eine ausreichende Behandlung mit Heparin oder Cumarinen achten.

Leider gibt es bei den angeborenen Defekten auch sogenannte Doppelanlagen. Hat zum Beispiel ein Patient einen Protein S-Mangel zusammen mit einer APC-Resistenz, ist er weit mehr durch eine Thrombose gefährdet als einer, der nur *einen* vererbten Defekt hat.

Zuletzt soll noch darauf hingewiesen werden, daß auch die Verwandten von Thrombosepatienten auf alle Fälle auf die bisher bekannten erblichen Gerinnungsstörungen untersucht werden sollen. Auch wenn sie bis jetzt keine Thrombose oder Lungenembolie hatten, sollte je nach Ausprägung und Risiko diesen Betroffenen die oben genannten Vorsichtsregeln ans Herz gelegt werden.

Die Verhütung der venösen Thrombose während und nach der Operation

Die Vorsorge gegen eine venöse Thrombose muß schon vor der Operation beginnen. Dabei sollte der Arzt berücksichtigen, daß bei älteren, nicht mehr voll beweglichen Personen die Thrombosevorsorge schon zu Beginn des Krankenhausaufenthaltes eingeleitet werden sollte. Insbesondere sind Wöchnerinnen und Patienten mit Herzschwäche gefährdet.

Zu einer Grundvorsorge gehören vor allem Gummistrümpfe. Sie sollen verhindern, daß es im Bereich der Beinvenen zu einer zu langsamen Blutströmung oder Blutstauung kommt und damit zum Risiko einer Thrombose. Außerdem wird den Patienten geraten, soweit dies mit der Grundkrankheit bzw. der Operation zu vereinbaren ist, sich oft zu bewegen und »herumzugehen«.

Wenn keine zusätzlichen Risikofaktoren wie künstliche Herzklappen oder vorangegangene Thrombosen vorliegen, hat sich die Standardtherapie mit niedrig dosiertem Heparin (Heparinbehandlung siehe S. 87) bewährt. Je nach Indikation könnten auch orale Antikoagulantien oder, mit Einschränkung, auch Dextran oder Thrombozytenaggregationshemmer gegeben werden.

2.5 Welche Therapiemöglichkeiten der akuten venösen Thrombose gibt es?

Da es verschiedene Behandlungsarten der akuten Thrombose gibt, muß sich der Arzt überlegen, welches Verfahren den größten Nutzen für den Patienten bringt. Dazu wird er das Alter und eventuelle Erkrankungen des Patienten berücksichtigen. Grundsätzlich kann zwischen chirurgischen und medikamentösen Methoden unterschieden werden.

Wie wird ein Blutgerinnsel chirurgisch entfernt?

Tritt eine Thrombose in einem großen und wichtigen Gefäß auf und verschließt dieses, muß versucht werden, das Gefäß wieder durchgängig zu bekommen. Die *Thrombektomie* ist die chirurgische Entfernung von Thromben, wobei man zwischen der offenen und der mittels

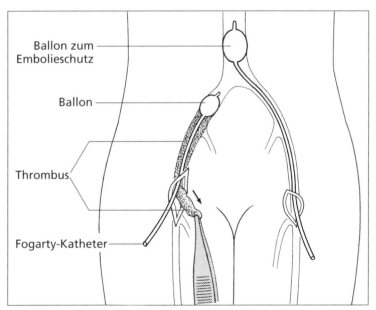

Abb. 25:   Die Entfernung eines Thrombus mit Hilfe eines Fogarty-Katheters
Auf der linken Seite wird ein Ballonkatheter in die untere Hohlvene vorgeschoben. Der aufgeblasene Ballon dient zum Schutz vor eventuell abgehenden Thromben bei der Entfernung. Auf der rechten Seite wird ein Katheter über den Thrombus hinaus vorgeschoben und der Ballon aufgeblasen. Durch das vorsichtige Zurückziehen des Katheters wird der Thrombus mit dem Katheter herausgezogen.

Katheter durchgeführten Thrombektomie unterscheidet. Bei der offenen Form wird das Gefäß mit dem Skalpell eröffnet und der Thrombus manuell entfernt.
Bei der Katheter-Thrombektomie wird mit Hilfe eines sogenannten FOGARTY-Katheters (s. Abb. 25) der Thrombus herausgezogen. Eine Thrombektomie ist allerdings nur möglich, wenn der Thrombus nicht älter als 5 bis 7 Tage ist, da er sonst bereits mit der Umgebung verwachsen ist.

Thromboseauflösung durch Medikamente

Eine schonendere Art, ein durch ein Blutgerinnsel verschlossenes Gefäß wieder durchgängig zu bekommen, ist die *Fibrinolysetherapie*, kurz Lysetherapie genannt. Sie kommt ohne einen chirurgischen Eingriff aus und wird meist gut vertragen. Allerdings muß der Patient im Krankenhaus stationär aufgenommen werden. Der Arzt prüft sorgfältig, ob keine Erkrankungen oder Ereignisse in der Vorgeschichte des Patienten vorhanden sind, die eine Fibrinolyse ausschließen (siehe Kapitel Kontraindikationen der Fibrinolyse, S. 85). Das *Fibrinolytikum* wird intravenös über eine Infusion gegeben. Es stimuliert die körpereigene Fibrinolyse stark und dadurch wird das vorhandene Gerinnsel aufgelöst. Es werden entweder *Streptokinase, Urokinase oder der Plasminogen-Aktivator (t-PA)* verabreicht (Erklärung der einzelnen Fibrinolytika siehe S. 21).
Zur Behandlung mit Streptokinase wird eine einmalige hohe Dosis gegeben und dann eine kontinuierliche Infusion mit einer niedrigeren Dosis für 3 bis 6 Tage angewendet. Bei Urokinase kann sogar bis zu 14 Tage behandelt werden. Ist es eine frische Thrombose, ist der Erfolg meist gut und die Thrombose wird vollständig aufgelöst; ist das Gerinnsel aber schon älter, vielleicht mehrere Tage oder eine Woche, wird die Aussicht auf eine vollständige Auflösung geringer. Der Plasminogen-Aktivator hat sehr gute Ergebnisse in klinischen Studien bei der Auflösung von Blutgerinnsel erbracht und wird mehr und mehr in der Klinik eingesetzt.
Bei der Fibrinolyse entstehen aus Fibrin Fibrinspaltprodukte, die im Blutplasma nachgewiesen werden können. Ist die Lyse erfolgreich, treten diese Spaltprodukte in entsprechender Höhe auf. Zusammen mit den bildgebenden Verfahren wie Röntgen- und Ultraschalluntersu-

chung läßt sich so erkennen, ob das Gerinnsel aufgelöst wird. Nach der Lyse wird als Schutz vor einer erneuten Thrombose für einige Zeit Heparin intravenös gegeben und später auf ein Cumarinpräparat als Langzeitschutz übergegangen. Eine länger dauernde Behandlung mit Heparin ist nicht empfehlenswert, weil es jeden Tag gespritzt werden muß und weil unter Heparin langfristig eine Osteoporose auftreten kann.

In welchen Fällen darf ein Blutgerinnsel nicht mit Medikamenten aufgelöst werden?

Als Kontraindikationen (Gegenanzeigen) gelten alle kurz zurückliegenden Blutungen (insbesondere Gehirnblutungen), Magen-Darm-Geschwüre und Bluthochdruck. Ferner zählen auch alle Operationen dazu, die weniger als 14 Tage zurückliegen. Ebenso muß darauf geachtet werden, daß keine Gefäßdarstellungen mit Kontrastmittel oder eine Reanimation stattgefunden haben.

Als eingeschränkte Kontraindikationen gelten schwere Zuckerkrankheit, Leberzirrhose, Nierenversagen und Nieren- bzw. Harnleitersteine. Das sind alles Krankheitsbilder, bei denen man eine durch die Lyse ausgelöste Blutung fürchtet. Der Arzt muß im Einzelfall entscheiden, ob die zu befürchtende Blutung oder die fortbestehende Thrombose ein größeres Risiko für den Patienten bedeutet.

Die Behandlung der Thrombose mit Heparin

Was kann gemacht werden, wenn sich ein Blutgerinnsel weder chirurgisch noch medikamentös entfernen läßt? Es sollte zumindest eine gerinnungshemmende Therapie mit Heparin angesetzt werden. Dabei wird das Heparin in einer Dosierung von 25 000 bis 40 000 IE täglich gegeben. Die tatsächlich nötige Dosierung richtet sich nach der Höhe der partiellen Thromboplastinzeit oder Thrombinzeit. Das Heparin wird intravenös als Dauertropf verabreicht. Es genügt nicht, wie bei der *Thrombosevorbeugung* üblich, niedrig dosiertes Heparin nur subkutan zu spritzen.

Aber es sei ausdrücklich erwähnt, daß dies keine medikamentöse *Lyse* ist. Es wird lediglich verhindert, daß der Thrombus weiter wächst, und die körpereigenen Lysekräfte können in diesem gerinnungshemmenden Milieu leichter eine Auflösung des Thrombus bewirken. Nach einigen Tagen kann die Durchgängigkeit des Gefäßes mittels Ultraschall oder einer Kontrastmitteluntersuchung (*Phlebographie*) kontrolliert werden. Nach einer erfolgreichen Thrombusauflösung wird, wie bei der Lysebehandlung, auf eine mindestens 6-monatige Cumarinbehandlung übergegangen.

Haben Sie in diesem Kapitel alles verstanden? Wenn Sie möchten, können Sie dies mit Hilfe der folgenden Fragen überprüfen. Die Antworten finden Sie auf der Seite, die in Klammern steht.

● *Was ist der Risikofaktor Nummer eins für die arteriellen Durchblutungsstörungen der Beine? [S. 45]*

● *Was versteht man unter der Schaufensterkrankheit? [S. 48]*

● *Welche zwei verschiedenen Ursachen kann der Schlaganfall haben? [S. 52]*

● *Was ist eine Bypass-Operation? [S. 56/69]*

● *Welche Medikamente können als Prophylaxe zur Verhinderung eines weiteren Herzinfarktes gegeben werden? [S. 60/70]*

● *Welche Herzrhythmusstörung kann sehr leicht zu einer Thrombusbildung im Herzen führen? [S. 63]*

● *Welche Gefahr besteht bei einer tiefen Beinvenenthrombose? [S. 72/75]*

● *Welche Gerinnungshemmung benötigen Patienten mit künstlichen Herzklappen? [S. 66]*

3 Wissenswertes über die Therapie mit Gerinnungshemmern

3.1 Wie wird eine Behandlung mit Heparin durchgeführt?

Die Behandlung mit Heparin hat seit ihrem ersten klinischen Einsatz in den 30er Jahren immer weiter zugenommen. Sie wurde zu einer Standardtherapie bei allen möglichen Arten von Thromboseneigung. Hier soll über die verschiedenen Anwendungsmöglichkeiten von Heparin aber auch über seine Nebenwirkungen gesprochen werden.

Wann wird niedrig und wann hoch dosiertes Heparin verwendet?

Heparin wirkt durch direkte Hemmung der Gerinnung, ohne Umweg über die Synthesehemmung wie bei den Cumarinen (siehe Abbildung 4, S. 19).

Man unterscheidet zwei Dosierungsmöglichkeiten: *Niedrig dosiertes*, subkutan verabreichtes Heparin und *hochdosiertes Heparin*, das intravenös gegeben wird.

Niedrig dosiertes Heparin wird zur Prophylaxe von Thrombosen bei Patienten angewendet, die durch Bettlägerigkeit im Krankenhaus gefährdet sind. Es wird in der Chirurgie, Gynäkologie, Urologie und in der Inneren Medizin zur Thrombosevorbeugung eingesetzt. Aber es wird auch zu Hause gegeben, wenn der Patient oder die Patientin einen Schutz vor Thrombosen benötigt und keine Cumarine einnehmen darf, z. B. bei Schwangeren. Manche Ärzte empfehlen Heparin bei thrombosegefährdeten Patienten im höheren Lebensalter, weil ihnen das Blutungsrisiko unter Cumarinbehandlung zu hoch erscheint. Beim niedrig dosierten Heparin wird eine Standarddosierung gewählt

(z. B. 2 bis 3 mal am Tag 5000 IE Heparin) und *subkutan* injiziert (Abbildung 27). Dabei sind keine Laborkontrollen nötig. Durch die niedrige Dosierung wird einerseits ein Schutz vor thrombotischen Ereignissen erreicht, andererseits ist die Dosierung so niedrig, daß keine Wundheilungsstörungen nach Operationen auftreten.

Bei höherem Thromboserisiko, z. B. nach großen orthopädischen Operationen, muß Heparin *hochdosiert* und *intravenös* als Infusion gegeben werden (Abbildung 26). Eine subkutane Gabe wäre hier nicht ausreichend, die starke Gerinnungsaktivierung durch die Operation und die Bettlägerigkeit zu hemmen.

Heparin wird auch gegeben, wenn z. B. durch eine Sepsis (Blutvergiftung) das Risiko einer *Verbrauchskoagulopathie* besteht. Eine Verbrauchskoagulopathie ist eine Gerinnungsstörung, die zu einer starken, übermäßigen Gerinnung im ganzen Körper und damit letztendlich zu einem Verbrauch der lebenswichtigen Gerinnungsfaktoren führt. Letztlich kommt es zu einer nicht mehr funktionierenden Gerinnung mit z.T. erheblichen Blutungen. Wird dieser Ablauf nicht frühzeitig gebremst, kann eine solche Verbrauchskoagulopathie tödlich enden.

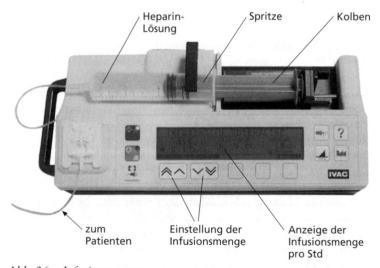

Abb. 26: Infusionspumpe
Pumpe für die Infusion der Heparinlösung mit kontinuierlich einstellbarer Geschwindigkeit bzw. Pumpmenge pro Stunde (Abb. der Fa. IVAC)

Muß wegen einer bevorstehenden Operation bei einem Patienten mit einer künstlichen Herzklappe der orale Gerinnungshemmer abgesetzt werden, und soll weiterhin ein Schutz vor Thrombose oder Embolie bestehen, muß stattdessen hochdosiertes Heparin gegeben werden. Da Heparin als Infusion angewendet wird, ist es besser steuerbar als die Cumarine. Außerdem wirkt es nicht so lange nach, und eventuelle Blutungen können durch eine Reduktion der Dosis rascher in den Griff bekommen werden. Ist die Heparinwirkung nicht mehr erwünscht, kann durch Beendigung der Infusion innerhalb weniger Stunden eine Normalisierung der Gerinnung erreicht werden. Die Halbwertszeit, also die Zeit bis die Hälfte des vorhandenen Heparins abgebaut ist, liegt bei etwa 60 bis 90 Minuten. Sehr selten wird eine noch schnellere Normalisierung notwendig sein. Dies könnte man bewerkstelligen, indem man *Protamin* gibt. Protamin hebt als Gegenspieler von Heparin dessen Wirkung sofort auf.

Durch eine zu hoch dosierte Heparintherapie kann es auch zu bedrohlichen Blutungen kommen. Dies kann z. B. nach Operationen der Fall sein. Darum muß die Höhe der Dosierung durch die Messung der PTT kontrolliert werden und immer der Nutzen und mögliche Schaden gegeneinander abgewogen werden.

Die Behandlung mit niedermolekularem Heparin

Bis jetzt haben wir vom normalen, dem sogenannten *unfraktionierten* (also nichtaufgetrennten) *Heparin* gesprochen, das sowohl hochmolekulare als auch niedermolekulare Anteile enthält. Auf dem Markt gibt es aber seit einigen Jahren auch das sogenannte *niedermolekulare Heparin*, das aus dem unfraktionierten Heparin durch spezielle Auftrennungsschritte gewonnen wird und den Vorteil einer längeren Halbwertszeit hat. Es muß z. B. bei der Standard-Thrombembolieprophylaxe nur noch einmal täglich subkutan gegeben werden.

Der Wirkungsmechanismus ist auch etwas anders als beim unfraktionierten Heparin. Es greift früher in das Gerinnungssystem ein (weniger Hemmung des Thrombins, dafür mehr Hemmung des Faktor Xa, siehe Abbildung 4, S. 19), und dadurch kommt man mit einer geringeren Dosis aus. Entsprechend geringer ist das Blutungsrisiko für den Patienten. In Schweden wurde eine Vergleichsstudie durchgeführt, in der frisch operierte Patienten, die unter niedermolekularen Heparin standen, bedeutend weniger Oberschenkelvenenthrombosen und weniger Lungenembolien hatten als diejenigen, die normales Heparin injiziert bekamen. Wichtig ist, daß eine Heparintherapie nur wirksam ist, wenn ein ausreichender Antithrombin III-Gehalt im Blut vorliegt. Darum sollte zu Beginn einer Heparintherapie der Antithrombin III-Gehalt im Blut gemessen werden. Da es durch aktivierte Gerinnungsfaktoren zu einem Verbrauch von Antihrombin III kommt, ist auch während einer Heparintherapie die Kontrolle des Antithrombin III sinnvoll.

Die Kontrolle der Heparintherapie mittels der partiellen Thromboplastinzeit (PTT)

Subkutan gespritztes Heparin wird in einer Standarddosierung gegeben und muß nicht kontrolliert werden. Anders ist es beim hochdosierten Heparin, das über eine Infusionspumpe gegeben wird. Um die Menge richtig zu dosieren, wird meist zweimal am Tag der PTT-Wert kontrolliert. Als Faustregel gilt, daß die Verlängerung der PTT das 1,5- bis 3-fache des Ausgangswertes betragen soll. Die Dosierung muß ferner auch dem individuellen Risiko angepaßt werden. Außerdem sind die gemessenen PTT-Zeiten immer auch von der Heparin-Empfindlichkeit des verwendeten Reagenzes abhänigig. In einer Klinik haben die Ärzte mit *ihrem Reagenz* Erfahrung und müssen sich umstellen, wenn sie an eine andere Klinik kommen, in der das Labor ein anderes PTT-Reagenz verwendet.

Kann ich mir Heparin selbst spritzen?

Wie Sie schon gelesen haben, ist die Standardtherapie des niedrig dosierten Heparins zwei bis dreimal täglich 5000 IE Heparin, d. h. alle 8 oder 12 Stunden eine Injektion. Bei besonders gefährdeten Patienten muß die Dosis erhöht werden. Da Heparin nicht eingenommen werden kann, muß es gespritzt werden. Die Technik können Sie oder ihre Angehörigen bzw. sonstige Helfer schnell erlernen. Insulinpflichtige Diabetiker (Zuckerkranke) spritzen sich das Insulin auch selbst. Am besten verwenden Sie Fertigspritzen, die die erforderliche Dosis schon enthalten. Andernfalls muß nach der Gebrauchsanweisung die entsprechende Menge Heparinlösung mit der Spritze aufgezogen werden.

Wichtig ist die richtige Injektionstechnik, damit Heparin *streng subkutan* injiziert wird. Als Injektionsort ist der Bauchbereich unterhalb des Nabels am geeignetsten. Alternativ kommen auch die Vorder- und Außenseite der Oberschenkel und für eine Hilfsperson der Oberarm des Patienten in Frage. Nach der Hautdesinfektion wird mit Daumen und Zeigefinger eine Hautfalte gebildet und etwas angehoben (Abbildung 27). Dann sollte die (möglichst kleinkalibrige) Kanüle vollständig und senkrecht eingestochen werden und bei der Injektion die Spritze fest auf der Haut aufgesetzt bleiben. Ängstliche Patienten neigen dazu, die Spritze während der Injektion schon wieder langsam herauszuziehen. Die Injektion sollte langsam erfolgen und danach die Spritze im gleichen Winkel zurückgezogen werden. Danach sollte mit einem Tupfer leicht auf die Injektionsstelle gedrückt werden.

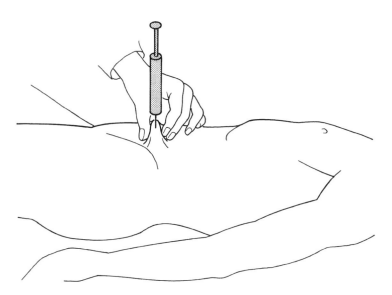

Abb. 27:   Subkutane Injektion von Heparin
Bilden einer Hautfalte am Bauch, indem die Haut zwischen Daumen und Zeigefinger genommen wird. Senkrechtes und vollständiges Einstechen der Kanüle, langsame Injektion des Heparins.

Die Plättchenverklumpung nach Heparingabe, eine schwerwiegende Komplikation

Eine seltene, aber schwerwiegende Komplikation ist die Abnahme der Thrombozytenzahl unter Heparintherapie. Ausgelöst durch Heparin bilden sich *Antikörper gegen die Thrombozyten*. Es entstehen Thrombozytenaggregate, die zu venösen und arteriellen Gefäßverschlüssen führen. Dies führt zu einer immer stärkeren Verringerung der Thrombozytenzahl im Blut. Da das Immunsystem zuerst sensibilisiert werden muß, tritt die Thrombozytenabnahme erst am 7. bis 10. Tag nach Beginn der Heparintherapie auf. Ist bei dem Patienten schon früher einmal Heparin oder ein anderes heparinhaltiges Mittel gegeben worden, bilden sich die Antikörper schneller aus. Da kann es schon nach kurzer Zeit zu einer gefährlichen Thrombozytenverringerung und zu einer Thrombose kommen. Die Gefäßverschlüsse betreffen vor allem die Arme und Beine, die Herzkranzgefäße und die Hirnarterien. Allerdings kommt es selten zu größeren Blutungen.

Die einzige wirksame Maßnahme bei dieser durch Heparin ausgelösten Thrombozytenverringerung ist das sofortige Absetzen des Heparins. Danach normalisiert sich die Thrombozytenzahl wieder. Alternativ zum Heparin haben sich das heparinähnliche Medikament *Organ®*, das *Hirudin* und die *Cumarinpräparate* bewährt.

> Bei jeder Heparintherapie wird wegen des Risikos der Thrombozytenabnahme anfangs die häufige Kontrolle der Thrombozytenzahl empfohlen.

> Haben Sie diese durch Heparin ausgelöste Thrombozytenverringerung einmal durchgemacht, müssen Sie wissen, daß Sie künftig kein Heparin mehr erhalten dürfen.

Ansonsten kann es nach Heparingabe innerhalb von Stunden wieder zu Thrombosen und einer gefährlichen Thrombozytenverringerung kommen. Sie müssen auch wissen, daß Heparin in hoher Konzentration auch in Gerinnungspräparaten zur Behebung von Blutungskomplikationen (z. B. Konzentraten von Gerinnungsfaktoren) enthalten sein kann.

Die Heparintherapie und das Auftreten der Osteoporose

Bei langdauernder Anwendung von Heparin über mehrere Monate kommt es häufig zur Ausbildung einer Osteoporose. Osteoporose ist ein Verlust an Knochensubstanz und geht mit einer vermehrten Knochenbrüchigkeit einher. Die genaue Wirkungsweise von Heparin auf den Knochenstoffwechsel ist nicht bekannt.
Frauen sind insgesamt stärker gefährdet, eine Osteoporose zu bekommen. Es gibt viele Ursachen für eine Osteoporose, wobei den hormonell bedingten die größte Bedeutung zu kommt. Auf Grund der hormonellen Umstellung sind gerade Frauen nach den Wechseljahren besonders anfällig für die Osteoporose. Auch in der Schwangerschaft scheint sich zusammen mit Heparin leicht eine Osteoporose zu entwikkeln. Da aber in der Schwangerschaft wegen der Gefahr von Mißbildungen die Cumarine abgesetzt werden müssen und auf Heparin umgestiegen werden muß, ist besonders auf diese Gefahr zu achten. Die Gabe von Kalzium und Vitamin D kann sich dabei günstig auswirken.

3.2 Die Verwendung von anderen Gerinnungshemmern

Die Behandlung mit heparinähnlichen Substanzen

Zu den neuen Substanzen, die auf den Markt kommen, gehört das *Organ*®. Seine chemische Grundstruktur ist ähnlich den altbekannten Heparinen, aber es besitzt wenig oder gar keine *Kreuzreaktivität* zu den anderen Heparinen. D. h. Antikörper, die der Körper gegen das normale Heparin gebildet hat, richten sich nicht gegen das Organ®. Es kann also gut als Ausweichmedikament bei Heparinunverträglichkeit gegeben werden (siehe die Plättchenverklumpung nach Heparingabe, S. 92).

Hirudin, eine Alternative zum Heparin?

Hirudin wird derzeit in verschiedenen klinischen Studien getestet. Diese Studien sind zum Teil noch nicht ausgewertet, zum Teil bringen sie unterschiedliche Ergebnisse für Hirudin. So zeigte z. B. eine beeindruckende Studie an Patienten, die ein künstliches Hüftgelenk bekamen, daß diejenigen, die Hirudin anstelle von Heparin bekamen, weniger häufig an einer tiefen Venenthrombose erkrankten.

Bei Patienten, die auf Heparin allergisch reagieren, scheint Hirudin als Ausweichmedikament gut geeignet zu sein. Das Medikament war sicher zu handhaben, und es gab bei diesen Patienten fast keine Blutungskomplikationen. Natürlich müssen noch mehr Erfahrungen mit diesem Medikament in den verschiedenen Bereichen der Medizin gesammelt werden. Hirudin scheint tatsächlich gut und sicher wirksam zu sein und hat vielleicht sogar ein niedrigeres Blutungsrisiko. Eine abschließende Beurteilung mit Einbeziehung der möglichen Nebenwirkungen ist zum jetzigen Zeitpunkt aber noch nicht möglich.

Die Einnahme von niedrigdosierter Acetylsalicylsäure

Auf Grund der Eigenschaften der Acetylsalicylsäure (wie auf S. 31 ausführlich besprochen) wurde sie schon bald zur Gerinnungshemmung verwendet. Sie wird erfolgreich zur Verhütung von arteriellen Thrombosen eingesetzt, während sie venöse Thrombosen nicht verhindern kann. Während früher höhere Mengen gegeben wurden, geht man heute davon aus, daß Acetylsalicylsäure selbst in Mengen von nur 100 mg am Tag eine *Hemmung der Thrombozytenaggregation* bewirkt. Acetylsalicylsäure ist als Wirkstoff z. B. in *Aspirin®*, *Colfarit®* und *Asasantin®* enthalten.

Durch diese vergleichsweise niedrige Dosierung werden auch die Nebenwirkungen in Grenzen gehalten, denn Acetylsalicylsäure wird längerfristig von vielen Patienten in höherer Dosierung nicht vertragen. Sie bekommen Beschwerden im Magen-Darm-Bereich, und die Magenschleimhaut kann mit kleinen Blutungen reagieren. Insbesondere Patienten, die zu Magen- oder Zwölffingerdarmgeschwüren neigen, muß von dieser Therapie abgeraten werden.

Durch Acetylsalicylsäure erhöht sich (auch in niedrigen Dosen) die Blutungsbereitschaft, und darum darf es nicht bei Erkrankungen, die mit einer erhöhten Blutungsneigung einhergehen, eingenommen werden.

Das gilt übrigens auch für andere Medikamente, die die Thrombozytenfunktion beeinträchtigen können, wie z. B. für verschiedene Antirheumatika. Die Medikamente, die die Thrombozytenaggregation hemmen, bewirken auch eine *Verlängerung der Blutungszeit.* Dies gilt für eine unbeabsichtigte Verletzung des Patienten genauso, wie für den gleichnamigen Hauttest, den Sie bereits auf S. 42 kennengelernt haben. Liegen starke arteriosklerotische Veränderungen vor, so ist immer das Risiko eines thrombotischen Verschlusses gegeben. Je nach örtlicher Ausprägung sind das ein Hirninfarkt, ein Herzinfarkt oder »nur« eine Durchblutungsstörung im Bein. Acetylsalicylsäure kann zur Vorsorge bei diesen Risikoerkrankungen genommen werden. Bei künstlichen Herzklappen reicht die Wirkung der Acetylsalicylsäure nicht aus. Hier haben sich als Antikoagulantien die Cumarine bewährt. Kombinationen von Acetylsalicylsäure und niedrig dosierten Cumarinen werden zur Zeit erprobt.

Weitere Thrombozyten-Aggregationshemmer

Ein neu auf den Markt gekommenes Medikament ist *Ticlopidin* (Tiklyd®). Da es ähnliche Eigenschaften wie Acetylsalicylsäure hat, kann es bei Unverträglichkeit gegenüber diesem Mittel stattdessen eingenommen werden können. Ein weiterer Wirkstoff ist *Dipyridamol*, das in *Persantin*® und *Asasantin*® (Kombination mit Acetylsalicylsäure) enthalten ist. Die Wirkung von Dipyridamol ist vielschichtig; es erweitert die Koronararterien, und außerdem verbessert es die Fließeigenschaften des Blutes. Diese Medikamente werden ebenfalls zur Prophylaxe von Herzinfarkt, Angina pectoris oder Schlaganfall eingenommen. Sie haben von seltenen Überempfindlichkeitserscheinungen abgesehen kaum Nebenwirkungen.
In der unten stehenden Tabelle sind noch einmal die wichtigsten Gerinnungshemmer und ihre Wirkungsweise aufgeführt. Hier sehen Sie auch im Vergleich, wie diese angewendet werden, als Tablette, Infu-

Tabelle: Vergleich der wichtigsten Gerinnungshemmer

Gerinnungs-hemmer (Präparatname in Auswahl)	Wie wird es gegeben?	Wirkung	Kontrolle
Heparin, (hochdosiert) Calciparin®	intravenös (über eine Infusion in die Vene)	Hemmung der Gerinnungs-aktivierung	**partielle Thrombopla-stinzeit (PTT)**
Heparin, (niedrigdosiert) Calciparin®	subkutan (einzelne Sprit-zen 2 bis 3 mal am Tag)	Hemmung der Gerinnungs-aktivierung	keine Kontrolle nötig
Acetylsalicyl-säure Aspirin®	oral (als Tabletten)	Hemmung der Thrombozyten-funktion	keine Kontrolle nötig
Cumarine Marcumar®	oral (als Tabletten)	Hemmung des Aufbaus von Gerinnungsfak-toren	**INR- bzw. Quick-Wert**

sion oder als subkutane Spritze. Nur die Gabe von hochdosiertem Heparin und die Cumarintherapie müssen durch entsprechende Laborteste kontrolliert werden.

3.3 Die Cumarintherapie

Bei welchen Erkrankungen sollen Cumarine eingenommen werden?

Künstliche Herzklappen und *Gefäßprothesen* sind aus einem Material, das möglichst physiologisch reagieren soll, das heißt, möglichst wenig Fremdkörperreaktionen oder allergische Reaktionen hervorrufen soll. Außerdem müssen Klappe und Klappenring so beschaffen sein, daß nur eine geringe Hämolyse (mechanische Zerstörung der ro-

ten Blutkörperchen) stattfindet. Je moderner (neuer im Sinne des Bau-
jahres) die Klappenprothese ist, umso besser wird sie diese Forderun-
gen erfüllen. Ein gewisses thrombogenes Potential bleibt aber immer
bestehen; darum muß bei jedem Klappenpatient eine Gerinnungshemmung vorgenommen werden. Da dies lebenslang notwendig ist, eignet
sich dafür die orale Antikoagulation mit Cumarinen am besten.

Anatomische Besonderheiten oder chirurgische Behandlungen im Bereich des Herzens oder der großen Gefäße können zu einer Veränderung des Blutflusses führen. Dabei kommt es entweder zu *Turbulenzen*
oder zu einer *Stase*. Stase bedeutet langsam oder überhaupt nicht mehr
fließendes Blut in einzelnen Abschnitten des Gefäßsystems. Das kann
im venösen, arteriellen oder kardialen System der Fall sein und durch
einen behinderten Abfluß oder durch eine starke Gefäßerweiterung
entstehen. Ist z. B. ein Teil der Herzmuskelwand durch einen *Infarkt*
geschädigt, also nicht mehr aktiv beweglich, so bildet sich dort eine
Zone, in der das Blut nicht mehr richtig fließt. Beim *Vorhofflimmern*
kommt es durch die fehlende Kontraktion des Vorhofes vor allem in
den Randgebieten zu schlecht oder überhaupt nicht mehr fließendem
Blut. Stase des Blutes bedeutet immer die Gefahr einer Thrombusbildung und darum sollte bei all diesen Krankheitsbildern eine ausreichende Gerinnungshemmung mit Cumarinen erfolgen.

Ein einmal entstandener Thrombus kann sich auch von der Gefäßwand ablösen und von der Blutströmung mitgerissen werden. Bildet er
sich im venösen Teil des Kreislaufes, z. B. in einer Beinvene, wird er
über die großen Venen in den rechten Teil des Herzens gespült und von
dort in die Lunge (Abbildung 28). Die Lungengefäße können dadurch
verstopfen, es kommt zu einer Lungenembolie. Je nach der Größe des
verschlossenen Gefäßes kann diese Lungenembolie zu einem relativ
harmlosen Ausfall einzelner Lungenbezirke führen. Sie kann aber
auch mit starker Atemnot einhergehen oder in nicht wenigen Fällen
tödlich enden.

Ein freier Thrombus, der sich im linken Teil des Herzens, z. B. an einer
künstlichen Herzklappe, gebildet hat, kann in die Aorta und die großen Arterien gelangen und zu einer Embolie im Gehirn oder in den Armen und Beinen führen (Abbildung 28).

Viele Patienten nehmen Cumarine ein, weil sie durch einen erblichen
oder erworbenen Defekt im Gerinnungssystem eine vermehrte Thromboseneigung aufweisen. Bei den erblichen Anlagen kann es sich um einen Antithrombin III- , Protein C- oder Protein S-Mangel handeln.

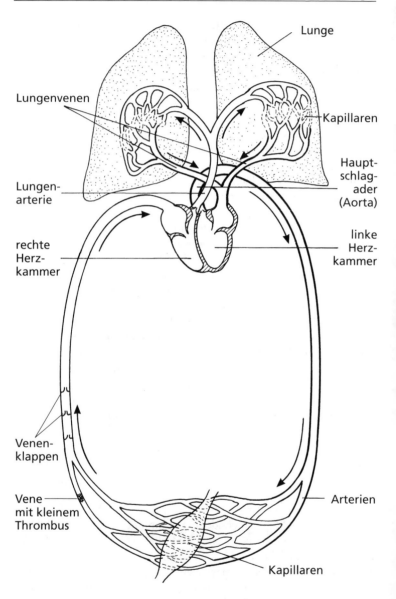

Lunge

Lungenvenen

Kapillaren

Lungen-
arterie

Haupt-
schlag-
ader
(Aorta)

rechte
Herz-
kammer

linke
Herz-
kammer

Venen-
klappen

Vene
mit kleinem
Thrombus

Arterien

Kapillaren

Auch die erst 1993 entdeckte APC-Resistenz wird vererbt und erhöht das Risiko für den jeweiligen Träger an einer *venösen* Thrombose zu erkranken (siehe S. 76).

Neben den vererbten Gerinnungsdefekten gibt es auch solche, die erst im Laufe des Lebens erworben werden. Meist treten sie im Gefolge von anderen Erkrankungen auf. Dazu gehören Nieren- und Herzerkrankungen oder sehr häufig auch Tumorerkrankungen. Führen sie zu einer Thrombosebereitschaft, die auf eine andere Art nicht zu beheben ist, müssen orale Antikoagulatien gegeben werden. Als ein Beispiel soll das *nephrotische Syndrom* erwähnt werden. Wie vorne schon erwähnt, gehen durch den schweren Nierendefekt hemmende Gerinnungsfaktoren verloren. Es resultiert eine übermäßige Gerinnbarkeit des Blutes. Hier müssen also unbedingt orale Antikoagulantien (Cumarine) gegeben werden.

Der behutsame Beginn einer Antikoagulantientherapie

Wird eine Therapie mit einem Cumarinpräparat, z. B. Marcumar®, begonnen, geht meist eine *Heparintherapie* voraus. Zu beachten ist

◁ Abb. 28: Großer und Kleiner Kreislauf
Großer Kreislauf: Das arterielle (sauerstoffreiche) Blut fließt von der linken Herzkammer über die Aorta in die Peripherie (Arme, Beine) und in die Organe. Im sogenannten Kapillargebiet (kleine und kleinste Gefäße) findet der Sauerstoffaustausch statt (Sauerstoff wird an das Gewebe abgegeben). Der weitere Weg des nun sauerstoffarmen, venösen Blutes führt über das venöse Gefäßsystem in die rechte Herzkammer.
Kleiner Kreislauf: Von der rechten Herzkammer wird das Blut in die beiden Lungenhälften gepumpt. Im Kapillargebiet der Lunge wird das Blut mit Sauerstoff angereichert. Anschließend fließt es in den linken Teil des Herzens, und der Kreislauf ist geschlossen.
Mögliche Wege der Thromben: Ein im venösen Gebiet gebildeter Thrombus, z. B. in der tiefen Beinvene, kann über die rechte Herzkammer in die Lunge gelangen. Ein in der linken Herzkammer oder in einer Arterie entstandener Thrombus kann zu einer Embolie im großen Kreislauf (also z. B. Gehirn oder Extremitäten) führen.

unbedingt, daß diese beiden Therapien überlappend ineinander übergehen, d. h. Heparin und Marcumar® werden eine Zeit lang gleichzeitig gegeben.
Wird jedoch mit Marcumar® ohne Heparintherapie begonnen, dürfen die Anfangsdosierungen nicht zu hoch sein. Früher wurden hohe Dosierungen vorgeschlagen, um schnell in den wirksamen Bereich zu kommen, wie z. B. am ersten Tag 4 Tabletten, dann fallend täglich 3, dann 2 Tabletten (eine Tablette enthält 3 mg Phenprocoumon).
Nach neuen Erkenntnissen sollte man aber mit der Therapie langsam beginnen, da in der Anfangsphase nicht nur die aktivierenden Gerinnungsfaktoren abnehmen, sondern oft noch schneller die hemmenden Faktoren. Hält man sich nicht daran, kann es zu Beginn einer Cumarintherapie zu gefährlichen Thrombosen oder zu der sogenannten *Cumarin-Nekrose* (siehe nächstes Kapitel) kommen. Eine mögliche niedrige Anfangsdosierung ist z. B. am ersten und zweiten Tag je 2 Tabletten, dann fallend jeweils 1 bis 1½ Tabletten täglich und ab dem vierten Tag eine Einnahme, die sich nach dem gemessenen INR- bzw. Quick-Wert richtet. Den Beginn einer Therapie mit Cumarinen sollte aber auf jeden Fall Ihr Arzt überwachen und auch die geeignete Dosierung vorschlagen.

Wann kann es zu einer Cumarin-Nekrose kommen?

Eine seltene, aber sehr gefürchtete Komplikation beim Beginn einer Cumarintherapie ist die sogenannte Cumarin-Nekrose. Durch die Cumarine kommt es nicht nur zu einem Abfall der gerinnungsaktivierenden Faktoren, sondern auch zu einem *Abfall von gerinnungshemmenden Faktoren*, wie Protein C und Protein S. Tritt dieser zweite Effekt schneller als der erste ein (z. B. durch eine zu hohe Dosierung), kann es zu Beginn einer »gerinnungshemmenden« Therapie zu einer insgesamt *gerinnungsaktivierenden* Situation führen. Zu diesem gegenteiligen Effekt kann es auch bei schnellen Cumarin-Dosisänderungen kommen. Diese Thromboemblieneigung führt dazu, daß kleinste Gerinnsel in den Gefäßen auftreten und diese Gewebsabschnitte absterben, da keine Blutversorgung mehr möglich ist.
Tritt eine Cumarin-Nekrose auf, bilden sich meist am 3. bis 5. Behandlungstag rötliche und erhabene Flecken auf der Haut. Danach gehen diese in eine dunkelrote bis blauschwarze Färbung über. Es können

dann relativ schnell große Flächen von Gewebe zugrundegehen; insbesondere ist davon häufig das fetthaltige Gewebe im Bereich der Brustdrüse und am Bauch betroffen. Diese auch »Marcumarnekrose« genannte Komplikation tritt gehäuft bei Personen auf, die einen Protein C- oder Protein S-Mangel aufweisen. Als Therapie ist sofortiges Reduzieren der Cumarindosis und zusätzliche Gabe von Heparin angezeigt.

Wie werden die Cumarine richtig dosiert?

Das Einstellen der richtigen Dosierung macht zur Zeit noch Ihr Hausarzt, Internist oder Laborarzt. Er bestimmt in regelmäßigen Abständen den INR- oder Quick-Wert und legt dann die Dosierung für etwa 2 bis 3 Wochen fest. In diesem Kapitel wird nur einiges Grundsätzliche zur Einnahme der Tabletten besprochen. Wollen Sie aber die Selbstkontrolle durchführen, müssen Sie über Dosierung und Möglichkeiten, eine Entgleisung frühzeitig selbst zu korrigieren, einiges mehr wissen. Das wird in einem späteren Kapitel (S. 127) noch genauer erläutert.

Da Marcumar® in Deutschland das am häufigsten verwendete Cumarin ist, wird hier die Einstellung des Patienten mit diesem Antikoagulanz besprochen. Falithrom® hat die gleiche Wirksubstanz und kann genauso dosiert werden. Beide wirken sehr langsam, und es dauert immer mehrere Tage, bis sich eine Dosisänderung im Meßwert niederschlägt. Andere Cumarine haben eine kürzere Halbwertszeit und müssen darum etwas anders gehandhabt werden.

● Die Höhe der Dosierung kann im Einzelfall sehr unterschiedlich sein und variiert in etwa zwischen weniger als einer halben bis zu zwei Tabletten Marcumar® am Tag. Auch nach langjähriger Erfahrung ist es keinem Arzt möglich, zu Beginn der Therapie die richtige Dosierung für den einzelnen Patienten vorherzusagen. Große Leute können weniger brauchen als kleine, und auch zum Alter besteht keinerlei Beziehung.

● Nehmen Sie bitte die Tabletten immer zum gleichen Zeitpunkt, also entweder immer morgens oder immer abends. Dadurch haben Sie einen festen Termin und können die Einnahme nicht so leicht vergessen. Eine gute Hilfe gegen das »Vergessen von Tabletten«, insbesondere, wenn mehrere verschiedene Tabletten einzunehmen sind, ist die Verwendung einer sogenannten Medikamentenkassette. Hier finden sich für jeden Wochentag und Zeitpunkt (morgens, mittags, abends und nachts) entsprechende Fächer, in die Sie die Tabletten am Anfang einer Woche einsortieren. Zum jeweiligen Einnahmezeitpunkt leeren Sie das entsprechende Kästchen. Ein Vergessen der Tabletten fällt sofort auf, weil das entsprechende Fach die Tabletten noch enthält.

• Wenn Sie zu wenig Marcumar® nehmen, ist die Folge, daß Ihr INR-Wert sinken bzw. der Quick-Wert steigen wird. Dies ist eine thrombosebegünstigende Situation, die aber – wenn die Änderung nur gering ist – sich noch nicht klinisch auswirkt. Nehmen Sie versehentlich zuviel Tabletten, wird Ihr INR-Wert steigen (der Quick-Wert sinken), also die Gerinnungsfähigkeit des Blutes weiter herabgesetzt. Unter Umständen kann es bei manchen Patienten schon zu Nasen- oder Zahnfleischbluten beim morgendlichen Zähneputzen kommen. Sinkt der Quick-Wert weiter, kann es auch zu gefährlicheren Blutungen kommen.

Wie lange muß die Gerinnungshemmung durchgeführt werden?

Die Dauer der erforderlichen Gerinnungshemmung wird Ihr Arzt bestimmen. Man unterscheidet zwischen einer kurzfristigen und einer lebenslangen Therapie. Nach einer einmaligen venösen Thrombose und wenn keine zusätzlichen vererbbaren Risikofaktoren nachgewiesen werden, wird das Cumarinpräparat meist für 3 bis 6 Monate gegeben und dann wieder abgesetzt. Nach dieser Zeit wird Sie Ihr Arzt darauf hinweisen, *thrombosebegünstigende Situationen künftig zu meiden*, das ist z. B. längeres, unbewegliches Sitzen im Auto, Bus oder Flugzeug. Im Falle einer Bettlägerigkeit muß unbedingt an eine Thromboseprophylaxe gedacht werden (z. B. Heparin spritzen). Die Anti-Baby-Pille sowie alle östrogenhaltigen Medikamente können das Risiko einer Thrombose erhöhen.

> Rauchen fördert die Arteriosklerose und sollte auch wegen seiner bekannten Risikoerhöhung für Lungenkrebs unterlassen werden.

Sie müssen *lebenslang* mit Gerinnungshemmern behandelt werden, wenn Sie schon des *öfteren eine Thrombose* gehabt hatten oder wenn bei Ihnen eindeutige, *vererbte Risikofaktoren* gefunden wurden.

Desgleichen müssen Patienten mit künstlichen Herzklappen ebenfalls lebenslang Cumarine einnehmen. Bioklappenträger werden heutzutage nur mehr anfänglich mit Cumarinen behandelt. Ist die Bioklappe richtig eingewachsen, können diese Patienten ohne Gerinnungshemmer leben.

Welche Nebenwirkungen kann die Cumarintherapie haben?

Die Einnahme von Marcumar® ist mit nur geringen Nebenwirkungen verbunden. Tausende von Herzklappenpatienten nehmen diese Tabletten seit Jahrzehnten und bemerken keine Störung ihres Wohlbefindens.

Sehr selten kann es am Anfang einer Therapie zu geringen Nebenwirkungen, wie Magen-Darm-Unverträglichkeiten, kommen. Gelegentlich wird vorübergehend über spröde Fingernägel oder geringen Haarausfall geklagt. Bestehen tatsächlich hartnäckige Nebenwirkungen, kann auf ein anderes Präparat umgestiegen werden.

Da bei Patienten, die Gerinnungshemmer einnehmen, eine verminderte Gerinnbarkeit des Blutes besteht, können kleinere Blutungen wie *Zahnfleisch- oder Nasenbluten* durchaus gelegentlich vorkommen, ohne daß eine Überdosierung vorliegt. Sind diese Blutungen gehäuft oder treten auch spontane Blutergüsse auf, sollten auf alle Fälle der INR- bzw. der Quick-Wert überprüft werden. Die größte Gefahr bei einer Cumarintherapie besteht jedoch in einer *spontanen, größeren Blutung* in so wichtige Organe wie Gehirn oder Niere. Durch genaue Einstellung, d. h. durch Vermeidung einer Überdosierung kann diese Gefahr aber gering gehalten werden.

> Marcumar® darf wegen einer möglichen fruchtschädigenden Wirkung nicht während der Schwangerschaft eingenommen werden.

Ist der Schwangerschaftstest positiv, muß sofort von Marcumar® auf Heparin umgestellt werden.

3.4 Empfehlungen zur richtigen INR-Einstellung

Im Gegensatz zu früher, als noch jeder Patient, der Gerinnungshemmer einnehmen mußte, auf den gleichen therapeutischen Bereich eingestellt wurde, wird heutzutage differenziert. Je höher das Risiko des einzelnen ist, eine Thrombose zu bekommen, umso stärker muß seine Gerinnungshemmung sein, d. h., umso höher sollte sein durchschnittlicher INR-Wert liegen. Bei unterschiedlichen Erkrankungen, die ein verschieden hohes Thromboserisiko haben, ist auch der gewünschte Zielwert der INR unterschiedlich hoch.

Die nötige Schärfe der INR-Einstellung und das Blutungsrisiko

Auf Seite 96 wurden die verschiedenen Gründe für die therapeutische Gerinnungshemmung mit Cumarinen aufgeführt. Es gibt Erkrankungen, die mit einem *hohen Risiko einer Thrombose* einhergehen. Das sind z. B. alle Patienten mit künstlichen Herzklappen oder Personen mit mehreren Risikofaktoren. Dann gibt es Patienten, bei denen die Gerinnungsaktivierung nicht so stark ausgeprägt ist. Dies sind z. B. Patienten, die vor einer erneuten *venösen Thrombose* geschützt werden sollen. Bei ihnen hat sich erwiesen, daß es ausreichend ist, wenn sie mit einer niedrigeren INR eingestellt werden. Bei einer niedrigeren INR ist vor allem das Risiko, irgendwann einmal eine Blutung zu bekommen, geringer (Abbildung 29). Ist die INR z. B. 6,0 ergibt sich bereits ein statistisches Risiko von 1 : 2,5 Patientenjahre, d. h., alle 2,5 Jahre könnte eine gefährliche Blutung auftreten, während bei einer INR von 4,5 eine Blutung – rein statistisch – nur alle 10 Jahre auftritt. Bei einer künstlichen Herzklappe kommt es außerdem darauf an, an welcher Stelle sie eingesetzt wurde. Ein Patient mit einer künstlichen Mitralklappe muß stärker in seiner Gerinnung gehemmt werden als einer mit einer künstlichen Aortenklappe. Durch langfristige Beobachtungen hat man herausgefunden, daß das Thromboserisiko bei einer künstlichen Mitralklappe am größten ist. Entscheidend ist auch die Art der Klappe. Moderne Klappen brauchen eine geringere Gerinnungshemmung als ältere.

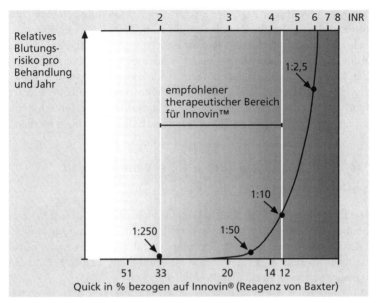

Abb. 29:   Blutungsrisiko und die Höhe der INR
Aufsteigendes Blutungsrisiko bei Erhöhung der INR; insbesondere über
einer INR von 4,5 (nach Dr. Kolde, DADE International).

In der folgenden Tabelle wird vereinfacht dargestellt, welche INR bei
welcher Diagnose empfohlen wird. In diesem Zusammenhang muß allerdings erwähnt werden, daß die Meinungen der Experten zum Teil
noch auseinander gehen.

Tabelle: Richtwerte für die Gerinnungseinstellung

Erkrankung	INR-Richtwerte
Venöse Thrombose, Vorhofflimmern	2,0 bis 3,0
Herzinfarkt, arterielle Thrombose	2,5 bis 3,5
Künstliche Herzklappe, je nach Lokalisation und Art	3,0 bis 4,5

Die Einstellung ist darüberhinaus von Zweiterkrankungen und Alter abhängig.

Vertrauen Sie Ihrem Arzt, der die *für Ihre Erkrankung geltende INR* festlegt. Bei der Festlegung dieses optimalen Zielwertes spielen natürlich auch noch individuelle Risikofaktoren und das Lebensalter eine Rolle. Bei einem Patient, der immer wieder an Magengeschwüren leidet, kann die Gerinnung eben nicht so stark gehemmt werden, wie es eigentlich auf Grund seiner künstlichen Mitralklappe nötig wäre. Hier muß ein Kompromiß zwischen der erforderlichen Gerinnungshemmung und der drohenden Blutungsbereitschaft eingegangen werden.

Welchen Vorteil hat die INR gegenüber dem Quick-Wert?

Die Einstellung nach der international standardisierten und daher einheitlichen INR bietet erhebliche Vorteile gegenüber dem Quick-Wert. Sie wird daher auch von den Gerinnungsfachleuten und von der Europäischen Gesellschaft für Kardiologie empfohlen. Leider verwenden immer noch viele Ärzte die alte Einheit.

Wird nur nach dem Quick-Wert eingestellt, ergeben sich die ersten Probleme, wenn der Patient auf Reisen geht. In unserer Gerinnungsambulanz ist es in den letzten Jahren leider zweimal passiert, daß Patienten zwar bei uns gut eingestellt waren und der INR- und Quick-Wert richtig lagen, aber nach Antritt einer Kur bzw. einer längeren Reise erhebliche Schwierigkeiten auftraten. Am Urlaubsort wurde nur auf den Quick-Wert geachtet und im dortigen Labor mit einem Reagenz gemessen, das viel höhere Prozentwerte lieferte. Am Urlaubsort wurde versucht, mit massiven Erhöhungen der Marcumar®-Dosierung diesen angeblich zu hohen Quick-Wert wieder auf den niedrigen Wert zu bringen. Dabei wurde übersehen, daß unser Reagenz einen relativ niedrigen therapeutischen Bereich für die Quick-Werte aufweist, während für das auswärtige Reagenz ein höherer Bereich galt. Als diese Patienten wieder zurückkehrten, hatte beide viel zu hohe INR-Werte, und die Gefahr einer Blutung war dementsprechend hoch. Hätte das Labor am Urlaubsort mit der INR gearbeitet, wäre dieses Problem nicht aufgetreten.

Der zweite Vorteil ist folgender: Nachdem mit der *INR eine international allgemein gültige Übereinkunft* gefunden wurde, können jetzt unabhängig in welchem Land oder in welchem Krankenhaus die Gerinnungseinstellung vorgenommen wird, die wissenschaftlichen Ergebnisse über die Gerinnungshemmung bei verschiedenen Erkrankungen ausgetauscht werden. Eine genaue Auflistung der Diagnosen mit den dazu empfohlenen INR-Einstellungen ist nur auf der einheitlichen Basis der INR-Werte möglich.

3.5 Was muß ich im täglichen Leben beachten, wenn ich Cumarine einnehme?

Die regelmäßige Einnahme der Gerinnungshemmer vom Cumarintyp wird Ihr Leben wahrscheinlich nicht sehr verändern. Sie sind keinen großen Einschränkungen unterworfen, und auch Ihre körperliche Leistungsfähigkeit leidet in keiner Weise unter diesen Tabletten. Lediglich was die regelmäßige Einnahme der Tabletten und die entsprechende Kontrolle des Gerinnungswertes betrifft, ist eine gewisse Disziplin erforderlich.

In welchem Umfang darf ich Sport ausüben?

Grundsätzlich ist nichts gegen einen vernünftigen Sport einzuwenden, der mit der Grunderkrankung (künstliche Herzklappe, überstandener Herzinfarkt) vereinbar ist. Es sollte allerdings *kein Sport sein, der sehr verletzungsträchtig* ist, wie z. B. Fußballspielen, Boxen oder Fallschirmspringen. Viele Sportarten können so betrieben werden, daß sie ein geringes Verletzungsrisiko haben. Im Zweifelsfall bleiben noch genügend »ungefährliche« Sportarten wie Schwimmen, Gymnastik, Tanzen, Tennis, Wandern oder Bergsteigen. Wer z. B. auf das Skifahren nicht verzichten will, sollte es so betreiben, daß die Verletzungsgefahr minimal bleibt. Bedenken sollten Sie auch, daß durch übertriebenen Sport ausgelöste häufige Gelenkblutungen zu einer Gelenkversteifung führen können.

Kann ich Autofahren und Urlaubsreisen unternehmen, wenn ich Cumarine einnehme?

Marcumar® und ähnliche Präparate wirken nur als Vitamin K-Antagonisten und haben keine psychischen Nebenwirkungen. Durch die Einnahme von Marcumar® besteht also keine Einschränkung der Fahrtüchtigkeit. Selbstverständlich können Sie, wenn Sie orale Antikoagulantien nehmen, Urlaubsreisen auch ins Ausland unternehmen. Da eine solche Reise aber meist eine Umstellung der Ernährung bedingt, sollte der INR-Wert engmaschig, d. h. öfter kontrolliert werden. Nicht selten wirken sich auch Umstände wie Schlafentzug oder Zeitverschiebung ungünstig auf die Stabilität des Wertes aus. Gehen Sie darum am Urlaubsort zu einem Arzt und lassen Sie sich dort kontrollieren. Richten Sie sich nach der INR! Der Quick-Wert ist mit Sicherheit mit einem anderen Reagenz als zu Hause gemessen und darum nicht vergleichbar. Führen Sie die Selbstkontrolle aus, messen Sie einfach am Anfang der Reise öfter bis Sie sicher sind, den Zielwert auch unter den veränderten Bedingungen beizubehalten.

> Sind Sie auf die Gerinnungsmessung eines fremden Labors angewiesen, richten Sie sich am besten nur nach der **INR**. Ist das nicht möglich, müssen Sie den Quick-Wert und den zum verwendeten Reagenz gehörenden therapeutischen Bereich erfragen.

Was ist bei einer Schwangerschaft zu beachten?

Cumarine dürfen wegen einer möglichen fruchtschädigenden Wirkung nicht während der Schwangerschaft eingenommen werden, insbesondere nicht während der ersten drei Monate. Gibt es Hinweise auf eine Schwangerschaft, sollte die Cumarintherapie abgesetzt werden. Dann muß auf Heparin umgestellt werden. Im mittleren Teil der Schwangerschaft können wieder Cumarine gegeben werden. Am Ende der Schwangerschaft bis zur Geburt muß wieder auf Heparin übergegangen werden. Nach der Geburt kann wieder die Cumarintherapie fortgeführt werden. Es gibt aber auch Ärzte, die während der gesamten Schwangerschaft mit Heparin behandeln. Halten Sie sich in dieser Hinsicht an den Rat Ihres Arztes.

Das Stillen ist Müttern, die Cumarine einnehmen, gestattet, denn in die Muttermilch gelangen nur sehr geringe Mengen Cumarin.

Wie werden Cumarine im höheren Alter dosiert?

Es gibt keine Altersbegrenzung für die Anwendung von Cumarinen. In unserer Ambulanz finden sich sowohl 30-jährige wie 80-jährige Patienten. Bei der Festlegung des individuellen INR-Wertes muß allerdings das Lebensalter seine Berücksichtigung finden. Bei einem 80-jährigen wird die Gerinnungshemmung nicht mehr ganz so stark (niedrigere INR) durchgeführt werden, wie bei einem 60-jährigen mit der gleichen Grunderkrankung. Durch die stärkere Arteriosklerose und altersbedingte Brüchigkeit der Gefäße ist das Risiko einer Blutung doch größer.

3.6 Welche Faktoren können die optimale Einstellung der INR beeinflussen?

Hauptsächlich gibt es zwei Störfaktoren, die Ihnen immer wieder Probleme machen können. Das eine sind zusätzlich eingenommene Medikamente; das andere sind Erkrankungen, die je nach Art und Schweregrad den INR- und Quick-Wert beeinflussen. Unabhängig davon, ob Sie die Selbstkontrolle durchführen oder regelmäßig zu Ihrem Hausarzt gehen, sollten Sie genau wissen, wann und wie sich die optimale Gerinnungseinstellung verschlechtern kann.

Wie werden der INR- bzw. Quick-Wert durch zusätzliche Medikamente beeinflußt?

Die häufigste Ursache für eine stärkere Abweichung des INR- bzw. Quick-Wertes ist das An- und Absetzen oder die Dosisänderung von zusätzlichen Medikamenten.

Nehmen Sie keine zusätzlichen Medikamente, ohne ihren Arzt befragt zu haben. Dieser wird im Bedarfsfall ein Präparat auswählen, das am geringsten in das Gerinnungssystem eingreift.

Der Einfluß verschiedener Arzneimittel auf die Cumarinwirkung und damit auf die Gerinnungshemmung ist gut erforscht, da die vielen Patienten, die Cumarine bekommen, engmaschig kontrolliert werden und es einen objektiven und leicht durchzuführenden Test, die Bestimmung der Thromboplastinzeit (Quick-Test), gibt, der die Verstärkung oder die Hemmung der Wirkung anzeigt.

Welche Medikamente können die Wirkung der Cumarine verstärken?

Folgende Mechanismen sind für eine Verstärkung der Cumarinwirkung durch andere Medikamente verantwortlich:
Cumarine werden nach ihrer Aufnahme im Magen-Darm-Trakt zum überwiegenden Teil an Albumin (wichtiger Eiweißkörper im Blut) gebunden. Cumarine können durch andere Medikamente *aus ihrer Eiweißbindung verdrängt* werden. So erhöht sich der freie bzw. wirksame Anteil der Cumarine und es resultiert damit eine Verstärkung ihrer Wirkung d. h. eine verstärkte Gerinnungshemmung und erhöhte Blutungsneigung.

Ein weiterer Mechanismus für die verstärkte Cumarinwirkung ist die *gehemmte und verzögerte Verstoffwechselung der Cumarine*. Medikamente, welche den Abbau der Cumarine hemmen, verlängern deren Halbwertszeit und führen so zu einer verstärkten gerinnungshemmenden Wirkung.

Folgende Medikamente, deren Handelsnamen in der Tabelle 2 am Ende des Buches aufgeführt sind, wirken über die Verdrängung und/oder die gehemmte Verstoffwechselung der Cumarine:
- Schmerzmittel und Antirheumamittel (z. B. Phenylbutazon, Oxyphenbutazon)
- Mittel gegen Depressionen (trizyklische Antidepressiva)
- harntreibende Mittel (z. B. Etacrynsäure)
- harnsäuresenkende Mittel (z. B. Allopurinol)
- blutzuckersenkende Medikamente (z. B. Sulfonylharnstoffe)

Eine dritte mögliche Ursache für eine Verstärkung der Cumarinwirkung ist die durch Medikamente *gestörte Aufnahme des Vitamin K im Darm*, z. B. durch den Wirkstoff Colestyramin. Dies führt logischerweise ebenfalls zu einer verminderten Synthese der Gerinnungsfaktoren. Durch vermindert aufgenommenes Vitamin K resultiert also eine insgesamt langsamer ablaufende Gerinnung. Allerdings kann diese Wirkung teilweise wieder ausgeglichen werden, weil auch die Cumarine schlechter resorbiert (aufgenommen) werden. Da die tatsächliche Wirkung beim Einzelnen nicht exakt vorhersehbar ist, sollte auf alle Fälle in kürzeren Zeitabständen der INR- und Quick-Wert kontrolliert werden, z. B. Messung alle drei Tage. Medikamente wie Clofibrat senken ebenfalls den Blutfettspiegel und bewirken eine Verstärkung der Gerinnungshemmung. Handelsnamen zu diesen Präparaten finden Sie in der Tabelle 2.

Auch *Schilddrüsenhormone* wie L-Thyroxin und *Anabolika* (eiweißaufbauende Medikamente) erhöhen die Antikoagulantienwirkung. *Antiarrhythmika* (Mittel gegen Herzrhythmusstörungen), *Antipilzmittel* und viele *Antibiotika* gehören ebenfalls zu den Substanzen, die die Gerinnungshemmer verstärken (siehe Tabelle 2). Antibiotika können die Cumarinwirkung direkt oder, wie einige Autoren behaupten, über die bakterienabtötende Wirkung im Darm verstärken. (Beispiele: Penicilline, Ampicilline, Tetracycline, Cephalosporine).

Wie Sie vorne (S. 31) schon lesen konnten, greift *Acetylsalicylsäure* ebenfalls in die Gerinnung ein. Es verhindert die Thrombozytenzusammenlagerung und hebt dadurch einen anderen wichtigen Teil der Gerinnung auf. Zusammen mit der Wirkung von Marcumar® kann dies zu gefährlichen Blutungen führen. Acetylsalicylsäure ist nicht nur in den bekannten Aspirin®-Tabletten, sondern auch in vielen anderen Schmerz- und Grippemitteln enthalten. Lesen Sie deshalb genau die Packungsbeilage, ob Acetylsalicylsäure darin enthalten ist.

Als wichtiger Grundsatz gilt: Cumarine nicht mit Medikamenten kombinieren, die ebenfalls direkt oder indirekt in die Gerinnung eingreifen, wie z. B. Acetylsalicylsäure (enthalten in vielen Schmerz-, Grippe- und Rheumamitteln).

Ein Ausweichmedikament bei Kopfschmerzen oder sonstigen nicht allzu starken Schmerzzuständen ist z. B. *Paracetamol* (z. B. Treupel®

oder Lonarid®). In Frage kommt auch *Ibuprofen*, z. B. Imbun® oder Ibutad®. Trotzdem sollten diese Mittel nicht über lange Zeit gemeinsam mit einem Cumarinpräparat eingenommen werden.

Welche Medikamente können die Wirkung der Cumarine abschwächen?

Manche Medikamente bewirken eine sogenannte *Enzyminduktion*, d. h., durch diese Mittel werden Enzyme in der Leber stimuliert, die insbesondere Arzneimittel, z. B. die Cumarine, abbauen. Die Folge ist, daß die Cumarine höher dosiert werden müssen. Die erforderliche Dosiserhöhung ist aber nicht voraussehbar.
Zu den gebräuchlichsten dieser Medikamente gehören die meisten *Antiepileptika*, z. B. Carbamazepin, Diphenylhydantoin und die Barbiturate (Tabelle 3 im Anhang). Ein anderes Antiepileptikum, die Valproinsäure, verstärkt allerdings die Wirkung der Cumarine. Bei den häufig verwendeten Benzodiazepinen ist bei einer Dauerbehandlung die Art und der Umfang der Beeinflussung der Cumarinwirkung nicht vorhersehbar.
Verschiedene *Nebennierenhormone* und *Antikrebsmittel (Zytostatika)* und das *Tuberkulosemittel Rifampicin* schwächen ebenfalls die Wirkung der Cumarine ab.

> Leider wird oft übersehen, daß beim Absetzen dieser Mittel die Cumarindosis wieder vermindert werden muß; sonst können gefährliche Blutungen die Folge sein.

Abführmittel müssen ebenfalls mit Vorsicht eingenommen werden, weil ihre Wirkung nicht vorhersehbar ist. Sie führen zu einer verminderten Aufnahme von Nahrungsstoffen im Darm. Ist die Aufnahme von Vitamin K betroffen, führt dies zu einer verminderten Synthese von Gerinnungsfaktoren; ist aber mehr die Aufnahme des Cumarins gestört, resultiert daraus wieder eine verstärkte Gerinnung.

> Die auf den vorangegangenen Seiten erwähnten Medikamente sind die wichtigsten, die einen Einfluß auf die Gerinnung haben, aber beileibe nicht alle. Darum sollte vor jeder Einnahme eines neuen Medikaments der Arzt befragt werden.

> Es kann aber auch vorkommen, daß Ihr Arzt, wenn er Ihnen ein neues Medikament verschreibt, nicht daran denkt, daß Sie schon seit Jahren Gerinnungshemmer (Cumarine) einnehmen. Sie sollten dies lieber einmal öfter erwähnen!

Sie haben jetzt die wichtigsten Wechselwirkungen zwischen den Cumarinen und anderen Medikamenten kennengelernt. Die oben genannten Medikamente sollten also nicht ohne zwingenden Grund mit den Cumarinen kombiniert werden. Läßt sich aber eine gleichzeitige Gabe der vorgenannten Medikamente nicht vermeiden, so muß durch engmaschige INR- und Quick-Wert-Kontrollen die neue Cumarin-Dosis ermittelt werden.

Was muß bei einer Infektion oder Durchfallerkrankung beachtet werden?

Das Gleichgewicht zwischen Vitamin K und den verabreichten Cumarinen kann durch Erkrankungen leicht gestört werden. Zu den direkten Einwirkungen durch Fieber, Entzündung und veränderte allgemeine Stoffwechsellage kommen dann meist noch ernährungsbedingte INR-Änderungen, da man während einer Krankheit weniger oder fast gar nichts zu sich nimmt. Sowohl eine banale Grippe als auch eine schwere Nierenbeckenentzündung können starke Veränderungen des INR- bzw. Quick-Wertes nach sich ziehen.

Bei Magen-Darm-Störungen, insbesondere bei Durchfall, ist die Aufnahme von Nahrungsstoffen gestört. Dadurch ist auch die Aufnahme von Vitamin K stark eingeschränkt. Hält der Durchfall länger an, kann es zu einem ausgeprägten Vitamin K-Mangel kommen. Daraus resultiert eine Erhöhung des INR-Wertes bzw. eine Erniedrigung des Quick-Wertes, was zu bedrohlichen Blutungen führen kann. Sprechen Sie mit Ihrem Arzt, und verabreden Sie mit ihm die erforderlichen Kontrollen.

Für die Selbstbestimmer unter Ihnen gilt:

> Bei jeder Erkrankung sollte die INR- bzw. Quick-Wert-Bestimmung häufiger (anfangs alle zwei Tage) durchgeführt und die Dosierung angepaßt werden.

> Bei einer **Durchfallerkrankung** sollte sofort mit einer vorsichtigen Verringerung der Cumarindosis begonnen werden. Darauf sollte in kurzen Abständen (anfangs alle zwei Tage) der INR- und Quick-Wert gemessen werden.

Treten Probleme auf, oder sind Sie sich bei der Dosierung nicht ganz sicher, sollten Sie ebenfalls mit Ihrem Arzt darüber sprechen.
Auch Antibiotika, die zur Bekämpfung einer Infektion gegeben werden, können zu einer starken *Beeinflussung der Darmflora* (= Besiedlung des Darms mit notwendigen Bakterien) führen und damit die Aufnahme von Nahrungsstoffen und Vitamin K beeinträchtigen.

Wie beeinflußt eine Änderung der Ernährung den INR-Wert?

Bei allen Änderungen der Ernährungsgewohnheiten muß der INR- bzw. Quick-Wert ebenfalls in kürzeren Zeitabständen gemessen werden. Das kann der Fall sein, wenn Sie in Urlaub oder in die Kur gehen oder einen längeren Verwandtenbesuch unternehmen. Bekommen Sie, z. B. im Ausland, nur eine gemüse- und salatreiche Kost – im Gegensatz zu einer mehr fleischbetonten Ernährung zu Hause – müssen Sie damit rechnen, daß Sie mehr Cumarine brauchen.
Die Anwendung von Schlankheits- oder sogenannten Gesundheitsdiäten muß sehr vorsichtig erfolgen. Wenn Sie Cumarine einnehmen, dürfen Sie höchstens eine mäßig kalorienreduzierte Diät durchführen. Die Umstellung darf nicht abrupt erfolgen und Sie müssen engmaschig Ihren INR- und Quick-Wert kontrollieren (lassen).
Wird keine oder nur sehr wenig Nahrung dem Körper zugeführt (Nulldiät!), kann auch nicht genügend Vitamin K aufgenommen wer-

den und die Cumarinwirkung wird *immens verstärkt*. *Gefährliche Blutungen* können die Folge sein.

> Eine strenge und sehr einseitige Diät oder eine Nulldiät darf auf keinen Fall durchgeführt werden.

Ist Alkohol verboten?

Als Patient, der Cumarine einnimmt, wollen Sie natürlich wissen, ob Alkohol sich mit diesem Medikament verträgt. Geringe Mengen Alkohol sind erlaubt und beeinflussen die Gerinnung nicht. Gegen das *eine* Glas Bier oder Wein zum Essen oder am Abend ist also nichts einzuwenden. Größere Mengen Alkohol über einen längeren Zeitraum könnten aber unter Umständen die Leberfunktion beeinträchtigen oder durch eine Enzyminduktion eine höhere Cumarindosis erforderlich machen.

Auch ist unter Alkoholeinfluß die Gefahr größer, daß Sie unglücklich stürzen und sich dabei verletzen. Das sollte im Hinblick auf die verminderte Gerinnungsfähigkeit des Blutes auf alle Fälle vermieden werden. Eine Gehirnblutung kann unter Einnahme von Gerinnungshemmern eine größere Ausdehnung erreichen, als sie sonst annehmen würde.

Wie wirkt sich Zigarettenrauchen auf die Gefäße aus?

Das Rauchen sollte aus mehreren Gründen unbedingt unterlassen werden. Die schädliche Wirkung von Nikotin auf die Blutgefäße ist allgemein bekannt. Nikotin verengt nicht nur die Blutgefäße, sondern führt auch zu einer *verstärkten Arteriosklerose und Thromboseneigung*. Es erhöht aber auch das Risiko, eine Verengung der Herzkranzgefäße oder einen Herzinfarkt zu bekommen.

Haben Sie in diesem Kapitel alles verstanden? Wenn Sie möchten, können Sie dies mit Hilfe der folgenden Fragen überprüfen. Die Antworten finden Sie auf der Seite, die in Klammern steht.

● *Wie wird niedrig dosiertes, wie hoch dosiertes Heparin gegeben? [S. 87/90]*

● *Nennen Sie eine seltene, aber schwerwiegende Komplikation bei der Anwendung von Heparin, an die immer gedacht werden sollte? [S. 92]*

● *Wann darf ASS nicht eingenommen werden?[S. 94]*

● *Was ist bei einer Durchfallerkrankung zu beachten?[S. 113]*

● *Welche Faktoren können die optimale Einstellung der INR beeinflussen? Geben Sie dazu Beispiele, was die Wirkung der Cumarine verstärken oder abschwächen kann. [S. 109 ff.]*

● *Wie und wann kann eine Cumarin-Nekrose entstehen?[S. 100]*

● *Welche Nebenwirkungen kann die Cumarintherapie haben? [S. 103]*

● *Warum ist es besser, anstelle des Quick-Wertes bei Cumarin-Patienten die INR anzugeben?[S. 106]*

4 Die Selbstkontrolle der Cumarintherapie

4.1 Was sind die Vorteile der Selbstkontrolle?

Bis jetzt sind Sie daran gewöhnt, regelmäßig ihren Hausarzt, Internisten oder Laborarzt aufzusuchen, der verläßlich den INR- und Quick-Wert kontrolliert und die Dosierung festlegt. Wenn Sie später Ihren INR- und Quick-Wert selbst bestimmen und danach handeln, ist das eine Selbständigkeit, die Ihnen am Anfang ungewohnt erscheinen wird. Das heißt aber nicht, daß Sie sich ganz von Ihrem Arzt abnabeln sollten. Sie müssen erstens wegen Ihrer Grunderkrankung (Klappenersatz, Herzinfarkt oder Rhythmusstörungen) mit Ihrem Arzt in regelmäßigem Kontakt bleiben. Zweitens sollte er am Anfang die von Ihnen gemessenen INR- und Quick-Werte kontrollieren. Auch später sollten Sie in bestimmten Abständen, z. B. viertel- bis halbjährlich, ihre Werte mit denen des Labors Ihres Hausarztes vergleichen, damit sich keine systematischen Fehler einschleichen. Dies sollten Sie unbedingt auch dann tun, wenn Sie sehr niedrige oder sehr hohe Werte gemessen haben.

Wenn Sie dieses Buch bis jetzt aufmerksam gelesen haben, wissen Sie über die wesentlichen Gerinnungsvorgänge und die Wirkungsweise der Cumarine Bescheid. Weiter unten werden Sie über die richtige Dosierung informiert. Wichtig ist vor allem, wie Sie reagieren müssen, wenn die Gerinnungseinstellung „aus dem Ruder gelaufen" ist, also wenn die Gerinnungshemmung zu stark (relative Überdosierung der Antikoagulantien) oder zu gering (relative Unterdosierung) ist. Als Selbsttester tragen Sie eine *große Verantwortung*, denn eine falsche Anpassung der Cumarin-Tabletten an Ihren individuellen Stoffwechsel kann einerseits zu Blutungen, andererseits zu Thrombosen bzw. einem Infarkt führen. Beide Komplikationen können lebensgefährlich sein.

Sie sollten sich nicht scheuen, Ihren Arzt aufzusuchen, wenn Sie Probleme mit dem Gerät, der Bedienung oder dem richtigen Einschätzen der Werte haben. Er sollte Sie außerdem beraten, wenn Erkrankungen oder zusätzliche Medikamente die richtige Einstellung erschweren.

Die Vorteile, die eine Selbstbestimmung im Alltagsleben und auch im Urlaub mit sich bringt, sollen in den nächsten Kapiteln besprochen werden.

Stärkung der Verantwortung

Durch die Beschäftigung mit der Selbstbestimmung erwerben Sie sich ein *besseres Verständnis* für die Gerinnungsvorgänge. Sie wissen, in welchem Fall es zu einer Verstärkung oder Verringerung der Cumarinwirkung kommen kann. Sie können zu Hause den INR- und Quick-Wert selbst bestimmen und so grobe Entgleisungen, z. B. bei Beginn einer Krankheit oder bei der zusätzlichen Einnahme von Medikamenten, gleich von Anfang an vermeiden. Nicht zuletzt haben Sie durch die eigene Kontrolle eine *stärkere Motivation*, Ihren INR- und Quick-Wert möglichst genau einzustellen. Das führt im Endeffekt zu einer *sichereren Gerinnungseinstellung*, sowohl was die Blutungsgefährdung als auch die Thromboseprophylaxe anbelangt.
Sie fühlen sich insgesamt sicherer, weil Sie die Zusammenhänge der zugegebenermaßen nicht ganz einfachen Gerinnungsvorgänge besser verstehen. Die Selbstkontrolle gibt Ihnen Selbstvertrauen, wenn Sie z. B. die ernährungsbedingten Schwankungen des INR- bzw. Quick-Wertes selbst in den Griff bekommen. Natürlich sollten Sie sich am Anfang nicht überschätzen und bei Problemen sich nicht scheuen, den Arzt zu Rate zu ziehen.

Größere Unabhängigkeit im Urlaub, im Beruf und zu Hause

Wenn Sie sich jetzt entschlossen haben oder noch entschließen werden, Ihren INR- und Quick-Wert selbst zu bestimmen, werden Sie viel Zeit sparen. Insbesondere wenn Sie berufstätig sind, werden Sie es schätzen, wenn die lästige Anfahrt zum Arzt und das Warten in der Arztpraxis entfällt. Mancher Hausarzt hat nur die Möglichkeit, den Quick-Wert venös zu bestimmen. Dazu muß jedesmal eine Armvene punktiert werden. Das Blut muß dann an ein Labor geschickt werden, was wiederum die Befundübermittlung verzögert. Außerdem muß bei vielen Ärzten der Patient zur Befundbesprechung ein zweites Mal in die Sprechstunde kommen.

Sie haben mit den kleinen und transportablen Geräten die Möglichkeit, jederzeit und fast überall (ein großer Bluttropfen aus der Fingerbeere genügt) den INR- bzw. Quick-Wert zu bestimmen. Normalerweise werden Sie das Gerät zu Hause benützen und – falls keine unvorhergesehenen Ereignisse eintreten – einmal pro Woche den INR- bzw. Quick-Wert bestimmen. Aber auch während *Urlaubs- und Geschäftsreisen* können Sie sich genau kontrollieren. Naturgemäß treten gerade auf Reisen durch die veränderte Lebensführung, wie andere Ernährung, Bewegung, Schlaf usw., Schwankungen beim INR- und Quick-Wert auf. Natürlich ist eine Messung auch in den südlichen Ländern wie Italien und Griechenland möglich. Die Messung sollten Sie aber immer nur im Hotelzimmer durchführen und nicht etwa am Strand. Dort werden Sie ebenso präzise Werte erhalten wie zu Hause. Nehmen Sie genügend Reagenzstreifen mit; sie sind beim CoaguChek® 60 Tage bei Raumtemperatur haltbar, im Kühlschrank bis zum Haltbarkeitsdatum (maximal 24 Monate).

Ein weiterer Vorteil ist, daß Sie unabhängig von fremden Labors in den jeweiligen Urlaubsländern sind. Diese benützen mit hoher Wahrscheinlichkeit andere Reagenzien als Ihr Hausarzt oder Laborarzt. Wie Sie inzwischen erfahren haben, liefern die Reagenzien der verschiedenen Hersteller jeweils verschiedene Quick-Werte, die nur schlecht vergleichbar sind. Wenn Sie aber immer mit Ihrem eigenen Gerät messen, wissen Sie zuverlässig, daß die Quick-Werte (und natürlich auch Ihre INR-Werte) im Verlauf zusammenstimmen.

Bessere und sicherere Einstellung der Therapie

Durch die häufige und den Erfordernissen angepaßte Selbstbestimmung werden Sie Ihren INR- bzw. Quick-Wert *genauer* einstellen können als Ihr betreuender Arzt. Sie können z. B. im Falle einer Erkrankung schneller reagieren. Eine dringend notwendige Kontrolle Ihres Quick-Werts, z. B. wegen eines plötzlichen Durchfalls, scheitert nicht mehr an den ausgebuchten Sprechzeiten des Arztes oder der weiten, unbequemen Anfahrt. Auch wenn sich die Einnahme zusätzlicher Medikamente ändert, können Sie sich durch eigene, engmaschige Gerinnungskontrollen schneller an den richtigen INR- oder Quick-Wert herantasten.

Es ist erwiesen, daß Patienten, die die Selbstkontrolle – natürlich nach eingehender Unterweisung – ausführen, weniger Blutungskomplikationen erleiden als solche, die Ihren Arzt konsultieren. Auch die Häufigkeit von thromboembolischen Ereignissen ist bei den Patienten, die sich selbst kontrollieren, bedeutend geringer als bei den anderen. Bei der Selbstkontrolle ist also durch eine engmaschige Kontrolle des INR- bzw. Quick-Werts eine *bessere Einstellung* und eine sicherere Cumarintherapie erzielbar. Eine große Rolle spielt aber bestimmt auch, daß diese Patienten nicht nur ein besseres Verständnis für die gerinnungsmäßigen Zusammenhänge, sondern auch ein größeres Interesse an einer genaueren Einstellung haben.

4.2 Das praktische Arbeiten mit einem Heimgerät

Die Zahl der Patienten, die die Selbstbestimmung durchführen, steigt seit Anfang 1996 stark an. Insgesamt sind auf dem deutschen Markt bis heute ca. 15 000 Geräte für die Selbstbestimmung verkauft worden. Die Voraussetzungen für den Erwerb des Gerätes und die Übernahme der Kosten von der Krankenkasse sind leicht zu erfüllen. Genaueres können Sie am Ende dieses Kapitels dazu nachlesen.

Mit den Geräten *CoaguChek®* und *CoaguChek® Plus*, die klein und handlich sind und mit vorgefertigten Reagenzstreifen arbeiten, ist es jetzt vielen möglich, die Gerinnungsbestimmung selbst durchzuführen.

Wie wird mit dem CoaguChek® gearbeitet?

Das Gerät wird von Boehringer Mannheim in einem handlichen Koffer geliefert, der alle nötigen Komponenten (Meßgerät mit Netzteil, Stechgerät und Bedienungsanleitung) enthält. Die Reagenzien und Qualitätskontrollen können über ein Rezept in der Apotheke gekauft werden. Bevor Sie mit der Messung beginnen, lesen Sie genau die Bedienungsanleitung durch.

Die Funktionsweise des CoaguChek®-Gerätes (Abbildung 30): Zu Beginn muß der zur jeweiligen Reagenzien-Charge passende Code-Chip eingesteckt werden. Code-Chip und Reagenzien müssen die gleiche Chargennummer tragen. Dieser Code-Chip ist jeder Reagenzpackung

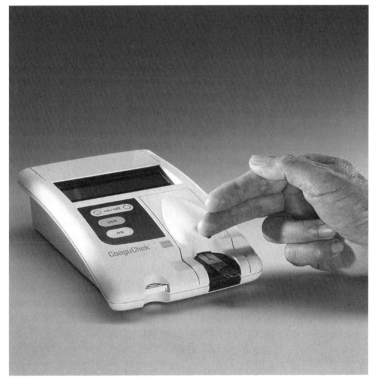

Abb. 30:   CoaguChek®

beigelegt, und das Gerät benötigt diese Daten, um aus der gemessenen Gerinnungszeit die richtigen INR- und Quick-Werte zu berechnen. Zur Messung wird ein Reagenzträger (Abbildung 31) aus seiner Verpackung genommen und in das Gerät geschoben. Nachdem der Reagenzträger sich im Gerät aufgewärmt hat, zeigt das Gerät an, daß es betriebsbereit ist. Jetzt muß ein genügend großer Tropfen Blut aus der Fingerbeere auf das Auftragsfeld gebracht werden. Das Blut wird durch Kapillarwirkung in das Innere der Meßkammer gezogen und automatisch mit dem darin befindlichen Reagenz (Thromboplastin) vermischt. Die Bewegung von winzigen *Magnetpartikeln,* die sich in der Reagenzlösung befinden, wird registriert und daraus die Zeit gemessen, bis die Gerinnung eintritt. Diese Gerinnungszeit wird in den INR- oder Quick-Wert umgerechnet und dieser angezeigt.

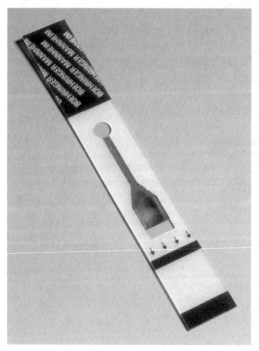

Abb. 31:   Reagenzträger für das CoaguChek®

Allgemeine Vorbereitungen: Richten Sie sich das Gerät, Reagenzträger, Stechhilfe, Tupfer, Pflaster und dazu Schreibgerät auf einem Tisch zurecht. Die Reagenzien sollten nach der Entnahme aus dem Kühlschrank mindestens fünf Minuten bei Raumtemperatur lagern. Schalten Sie das Gerät ein und starten Sie es mit »Yes«. Wenn die Aufforderung »Streifen einlegen« kommt, legen Sie den Reagenzträger ein. Jetzt wird der Streifen auf die erforderliche Meßtemperatur gebracht. Nach etwa 40 Sekunden erscheint dann die Aufforderung »Probe auftragen«.

Gewinnung und Auftragen des Bluttropfens: Jetzt erst sollten Sie sich mit einer Stechhilfe z. B. dem beiliegenden Softclix® (Abbildung 32) in den Finger stechen. Es wird empfohlen, in die Fingerkuppe außen seitlich zu stechen und die Hand leicht nach unten zu halten, bis sich ein *großer, freihängender Tropfen* Blut gebildet hat. Dieser muß unverzüglich auf das gelbe, runde Auftragsfeld aufgebracht werden. Der Teststreifen selbst darf dabei nicht berührt werden. Durch leichtes Streichen von der Fingerwurzel bis zur Fingerspitze kann die Bildung des Bluttropfens beschleunigt werden. Ein festeres Drücken oder Quetschen des Fingers sollte unterbleiben, da durch Beimengung von Gewebeflüssigkeit der Meßwert verfälscht wird.

Im Winter oder bei schlechter Durchblutung der Hände hilft es oft sehr, diese zuerst in warmem Wasser aufzuwärmen. Ein guter Trick ist es auch, die Hand vor dem Stechen etwa eine halbe Minute seitlich am Körper herunterhängen zu lassen, bis sich das Kapillarsystem mit Blut

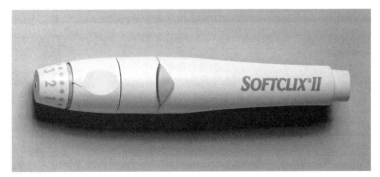

Abb. 32:   Stechhilfe (Softclix®)

gefüllt hat. Vom Stich in den Finger bis zum Auftragen des Tropfens sollten nicht mehr als 15 Sekunden vergehen. Wird nach dem Stechen zu lange gewartet, bis der Bluttropfen auf das Auftragsfeld gelangt, haben schon Gerinnungsvorgänge am Finger eingesetzt und im Gerät werden zu kurze Gerinnungszeiten gemessen. Falsch niedrige INR-Werte bzw. falsch hohe Quick-Werte sind die Folge.

Nach dem Stich muß ein genügend großer und freihängender Bluttropfen entstehen. Dieser muß unverzüglich auf das Auftragsfeld aufgebracht werden. Der Finger darf dabei keinesfalls stark gedrückt oder gequetscht werden.

Ist das Probenfeld nicht richtig getroffen worden oder war der Bluttropfen zu klein, kommt die Fehlermeldung »Probenfehler«. Es darf dann nicht versucht werden, aus der gleichen Wunde einen neuen Bluttropfen zu gewinnen. Es muß vielmehr ein neuer Reagenzstreifen eingelegt werden und dann in einen anderen Finger gestochen werden. Wurde dann der Tropfen richtig aufgetragen, erscheint »Probe läuft« und nach etwa 2 Minuten das Ergebnis.

Man kann das Gerät so programmieren, daß im Display entweder der INR-Wert oder der Quickwert oder auch beide erscheinen.

Die Reinigung des Gerätes: Das Gerät sollte bei Bedarf gereinigt und desinfiziert werden. Lesen Sie hierzu bitte die Bedienungsanleitung.
Der Anschaffungspreis (kompletter Koffer) beträgt etwa 2000.– DM; er kann auf Antrag von der Krankenkasse erstattet werden (siehe Seite 149). Ein Reagenzienpack mit 48 Stück kostet etwa 330.– DM, so daß eine Messung mit etwa 7.– DM zu Buche schlägt (Stand 1997). Auch die Kosten für die Reagenzien werden von der Krankenkasse übernommen.

Wie wird mit dem CoaguChek® Plus (Biotrack® 512) gearbeitet?

Die Funktionsweise des Gerätes: Das Gerät CoaguChek® Plus (früherer Name Biotrack® 512, Ciba-Corning, Abbildung 33) wird jetzt ebenfalls von Boehringer Mannheim geliefert. Das handliche Gerät wird entweder mit Batterien oder mit Hilfe eines Netzgerätes betrieben. Nach dem Einschieben der Reagenzkassette zeigt das Gerät an, wenn das Reagenz die richtige Betriebstemperatur erreicht hat. Dann

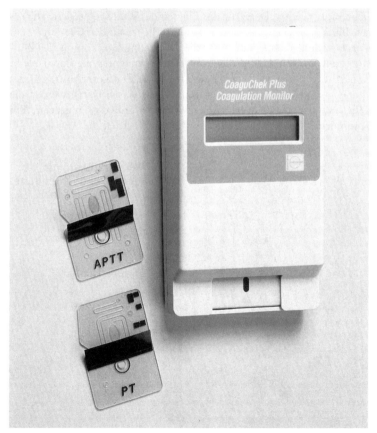

Abb. 33: CoaguChek® Plus mit Reagenzkassetten (PT für die Quick-Bestimmung; APTT für die PTT-Bestimmung)

sollte unverzüglich die Fingerbeere punktiert werden. Ist ein genügend großer Bluttropfen ausgetreten, wird dieser genau auf das Zielfeld plaziert. Zur Gewinnung des Bluttropfens sollten genau die gleichen Bedingungen beachtet werden, wie sie für das Gerät CoaguChek® beschrieben wurden.

Der Meßvorgang: Nach dem Auftragen des Tropfens fließt die Probe durch Kapillarkräfte in die Reaktionskammer und vermischt sich dort mit dem Reagenz (Abbildung 34). Das Gemisch fließt im gewundenen Kapillargang nach vorne. Dabei wird mittels Laserlicht und einem lichtempfindlichen Detektor das Fließen des Blutes registriert. Die roten Blutkörperchen, die durch das Laserlicht wandern, erzeugen ein »flackerndes« Lichtsignal. Setzt die Gerinnung ein, kommt der Blutfluß zum Stillstand, und das vom Detektor gemessene Signal bleibt konstant. Ein kleiner Rechner registriert die Zeit vom Auftragen des Blutes bis zur einsetzenden Gerinnung. Aus diesen Daten werden die INR und der Quick-Wert berechnet und wahlweise angezeigt. Ein Knopfdruck an der Rückseite des Gerätes wechselt die Anzeige.

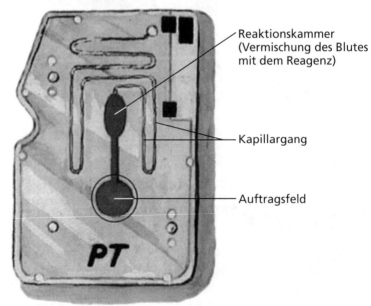

Reaktionskammer
(Vermischung des Blutes
mit dem Reagenz)

Kapillargang

Auftragsfeld

Abb. 34:   Reagenzkassette des CoaguChek® Plus mit Blutprobe

Zur Qualitätskontrolle des Gerätes kann in regelmäßigen Abständen – oder wenn das Ergebnis unplausibel erscheint – eine mitgelieferte Qualitätskontrollkassette eingeschoben werden. Sie überprüft den Mikroprozessor und das optische Lasersystem auf Gerätefehler. Wird der mit der Kassette mitgelieferte Wert erreicht, ist das Meßgerät in Ordnung. Ein abgelaufenes oder sonstwie verdorbenes Reagenz läßt sich durch diese Kontrollkassette allerdings nicht erkennen, und sie ist somit keine echte Kontrolle im Sinne einer Labor-Qualitätskontrolle. Als Vorteil gegenüber dem CoaguChek® ist zu erwähnen, daß mit dem CoaguChek® Plus auch die Messung der PTT möglich ist. Dazu müssen die entsprechenden Reagenzträger beschafft werden. Die PTT wird zur Kontrolle der intravenösen Heparintherapie oder bei einem Bluter zur Abschätzung seines Blutungsrisikos verwendet.

Die Reinigung des Gerätes: Lesen Sie hierzu bitte die Gebrauchsanleitung.

Der Anschaffungspreis: Der Anschaffungspreis des CoaguChek® Plus (Biotrack® 512) beträgt etwa 3400.–DM. Die Reagenzien kosten (25 Stück) etwa 240.–DM. Pro Einzelmessung ergeben sich etwa 10.–DM (Preise Stand 1997).

4.3 Wie finde ich die richtige Dosierung?

Wenn Sie nun den INR- bzw. Quick-Wert selbst messen, müssen Sie einiges über die richtige Dosierung der Cumarine wissen. Da sich die einzelnen Cumarine in der Halbwertszeit unterscheiden (siehe Tabelle S. 29, kann hier nur für die Behandlung mit Marcumar® eine Empfehlung und Anleitung gegeben werden. Die Anwendung von Falithrom® entspricht der von Marcumar®.

Vorschläge zur Dosierung

Zu Beginn der Selbstkontrolle empfehlen wir eine *wöchentliche Messung* des INR- bzw. Quick-Wertes. Ist Ihr INR- bzw. Quick-Wert sehr stabil, können Sie später das Meßintervall auch auf *zwei Wochen* ausdehnen.

Ist der Meßwert innerhalb des therapeutischen Bereiches, sollte keine Änderung der Dosierung vorgenommen werden.
Ist die INR zu hoch (der Quick-Wert also zu niedrig), sollte die Wochendosis von Marcumar® verringert werden.
Ist die INR zu niedrig (der Quick-Wert also zu hoch), sollte die Wochendosis von Marcumar® erhöht werden.

Wichtig ist es, die Dosierung nicht schlagartig zu verändern, sondern eine *langsame Anpassung der Wochendosis* zu vollziehen, deren Auswirkung auf die INR oder den Quick-Wert normalerweise nach einer Woche wieder beobachtet wird. Die *Wochendosis wird in der Regel um eine viertel bis halbe Tablette vermehrt oder verringert,* wobei eine möglichst gleichmäßige Verteilung der Tabletten über die Woche eingehalten werden sollte.

Am Ende des Buches finden Sie eine Tabelle mit Dosiervorschlägen (Tabelle 4), die nach der Tablettenmenge aufsteigend angeordnet sind. Wenn Sie eine Zeile nach unten gehen, nimmt die Dosis um eine viertel Tablette in der Woche zu, und umgekehrt vermindert sich die Dosis um eine viertel Tablette, wenn Sie eine Zeile höher gehen. Haben Sie eine niedrige Wochendosierung, z. B. 2 1/2 Tabletten, ändern Sie diese bitte nur in Schritten von 1/4 oder 1/2 Tablette. Wenn sich Ihre INR stark geändert hat oder wenn Sie eine relativ hohe Wochendosis (mehr als 7 Tabletten) einnehmen, können Sie auch die Dosis um 1/2 oder 1 Tablette *wöchentlich* verändern.

Ist bei der wöchentlichen Kontrolle die *INR zu hoch* ausgefallen, können Sie nach dem Schema in Abbildung 35 vorgehen.

Eine starke INR-Änderung liegt dann vor, wenn der ermittelte Wert weit aus dem angestrebten therapeutischen Bereich herausfällt oder wenn sich eine INR-Änderung um mehr als 1,5 ergibt. Wichtig ist in diesem Fall die Wiederholungsmessung, denn es könnte bei der Abnahme und Auftragen des Bluttropfens ein Fehler passiert sein. Bei einem unplausiblen Ergebnis muß eine Qualitätskontrolle durchgeführt werden, denn Gerät oder Reagenzien können auch einmal defekt bzw. nicht mehr haltbar sein.

Wenn Sie die *Ursache Ihrer INR-Veränderung* rückblickend herausgefunden haben, können Sie gezielter vorgehen. Bei einer vorübergehenden Störung, z. B. falsche Tabletteneinnahme oder kurze Erkrankung, können Sie erfahrungsgemäß bald wieder auf die alte Dosierung zu-

rückgehen. Handelt es sich allerdings um eine längerfristige Beeinflussung, z. B. bei zusätzlicher Einnahme von Antiarrhythmika, muß die richtige neue Dosierung herausgefunden werden.
Immer wenn Sie sich unsicher fühlen, sollten Sie zu Ihrem betreuenden Arzt gehen und sich von ihm beraten lassen.

Bei einer INR über 5 (oder einem Quickwert unter 8%) oder wenn Blutungssymptome aufgetreten sind, muß auf alle Fälle *ein Arzt aufgesucht werden.*

In einem derartigen Fall könnte auch zusätzlich zu einer Medikamentenpause mit der Gabe von Vitamin K (Konakion®) reagiert werden. Die Entscheidung, ob und wieviel Konakion® Sie einnehmen, darf aber nur Ihr Arzt entscheiden. Dies ist übrigens die einzige Indikation für die Gabe von Konakion®, denn bei Verletzungen und starken Blutungen muß in der Klinik mit Gerinnungspräparaten behandelt werden und nicht mit Konakion® (siehe S. 143).
Ist bei der letzten Messung die INR *zu niedrig* gewesen, können Sie nach dem Schema in Abbildung 36 vorgehen.
Auch eine erniedrigte INR bringt Gefahren, insbesondere bei Patienten, die ein hohes Thromboserisiko haben. In so einem Fall und bei plötzlich erniedrigter INR unter 2,5 sollten Sie einen Arzt aufsuchen. Haben Sie schon Zeichen einer beginnenden Thrombose bemerkt (wie z. B. bei Trägern einer künstlichen Herzklappe der abgeschwächte Herzklappenton), sollten Sie auf alle Fälle sofort einen Arzt aufsuchen. Ist bei Ihnen nur ein niedriges Thromboserisiko vorhanden, können Sie, wie angegeben, selbst korrigieren oder wenn Sie unsicher sind, Ihren Arzt befragen.

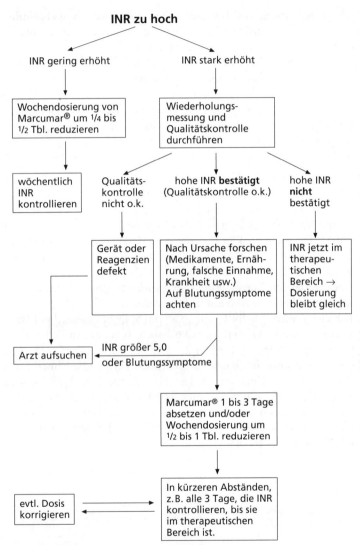

Abb. 35:   Zu starke Gerinnungshemmung
Schema zur Marcumar®-Dosierung, wenn die INR über dem therapeutischen Bereich liegt. Sollte nur als grobe Richtlinie dienen, da die Dosierungen unterschiedlich hoch sind und jeder Patient etwas anders reagiert

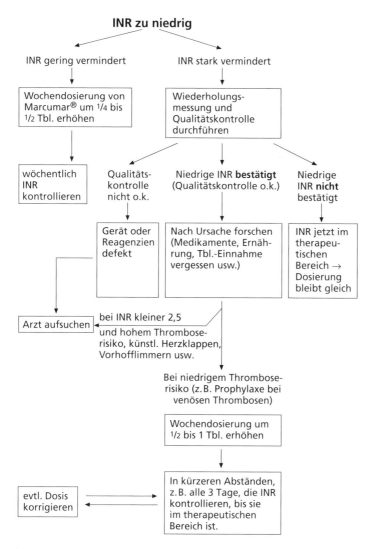

Abb. 36: Zu geringe Gerinnungshemmung
Schema zur Marcumar®-Dosierung, wenn die INR unter dem therapeutischen Bereich liegt. Sollte nur als grobe Richtlinie dienen, da die Dosierungen unterschiedlich hoch sind und jeder Patient etwas anders reagiert

Die richtige und ausführliche Dokumentation im Ausweis

Da es um Ihre Gesundheit geht, sollten Sie von Anfang an gewissenhaft und genau die Anleitung zum Gerät und die Empfehlungen zur Dosierung befolgen. Absolut wichtig ist eine verläßliche und übersichtliche Dokumentation Ihrer gemessenen Werte und der sich daraus ergebenden Dosierung im Patiententagebuch oder Gerinnungsausweis, und zwar so, daß auch Ihr betreuender Arzt dies eindeutig und vollständig nachvollziehen kann. Wie weiter unten noch genauer ausgeführt wird, ist das zusätzliche Eintragen der INR- oder Quick-Werte in Form von Kreuzen oder Punkten als Darstellung in Kurvenform übersichtlicher als die reine Zahlenangabe.

Zur Dokumentation gibt es Antikoagulantien-Ausweise, die es erlauben die INR (oder auch die Quick-Werte) in Zahlen und als Grafik einzutragen. So gewinnen Sie einen besseren Überblick. Als Beispiel sehen Sie den Antikoagulantienausweis von Boehringer Mannheim (Abbildung 37). In diesem Ausweis ist der allgemeine therapeutische Bereich (2,5 bis 4,5) rot unterlegt; der speziell für Sie geltende *Zielwert mit dem individuellen therapeutischen Bereich* sollte aber enger gefaßt und *auf Ihre Erkrankung zugeschnitten sein.* Er muß von ihrem Arzt oder Ihnen selbst markiert werden, am besten mit einer anderen Farbe und mit einem dicken Stift. In unserem Beispiel wurde der therapeutische Bereich von 2,0 bis 3,0 durch fette Eingrenzungslinien hervorgehoben.

Wenn Sie jede Woche Ihren gemessenen Wert als Punkt oder Kreuz eintragen und die Punkte verbinden, bekommen Sie eine mehr oder weniger starke Zick-Zack-Linie, ähnlich einer Fieberkurve. Diese Linie sollte innerhalb des für Sie geltenden Bereichs liegen. Bei unserem Beispielpatienten sehen Sie die INR-Werte über einen Zeitraum von etwa drei Monate (Abbildung 37). Hier finden sich mehrere kleinere Schwankungen, aber auch zwei größere Abweichungen. Insgesamt gibt der grafische Verlauf einen besseren Überblick über die erreichte Güte der Einstellung als die Zahlen alleine. Auch einen schleichenden Trend können Sie so frühzeitig erkennen und ihm entgegenwirken. Wenn Ihr Wert sich langsam aber beständig der oberen oder unteren Begrenzungslinie nähert, sollten Sie bereits beginnen, Ihre Dosierung gering zu korrigieren. Je früher Sie einen Trend erkennen, um so besser.

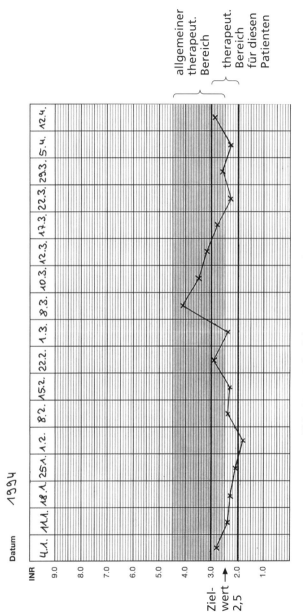

Abb. 37:   Verlauf der INR-Werte bei einem Patienten

In unserem Beispiel fiel der INR-Wert zweimal aus dem Bereich, erstmalig am 1. 2.. Der Patient hätte das allerdings schon eine Woche früher erkennen können, denn die INR-Kurve war seit drei Wochen fallend. Er erhöhte die Marcumar®-Dosierung leicht und kam so wieder in den therapeutischen Bereich. In den nächsten drei Wochen waren die Schwankungen nur gering, und er mußte seine Dosierung nicht korrigieren. Anfang März hatte er eine Durchfallerkrankung und sein Wert am 8.3. war darum mit 4,1 zu hoch. Er reduzierte die Einahme von Marcumar®, kontrollierte den INR-Wert anfangs alle 2 Tage, und innerhalb von 10 Tagen befand sich sein INR-Wert wieder im therapeutischen Bereich.

Je näher Sie dem INR-Zielwert kommen und je weniger Schwankungen die INR-Linie zeigt, um so sicherer und stabiler sind Sie eingestellt.

Außerordentliche Ereignisse wie Zahnarzttermine oder Komplikationen im Verlauf der Einstellung sollten genau dokumentiert werden. Ändert der Arzt den therapeutischen Zielwert, sollte er dies ebenfalls mit Angabe von Gründen schriftlich im Ausweis fixieren.

Qualitätskontrolle und Vergleichbarkeit der Werte

Bei beiden Geräten (CoaguChek® und CoaguChek® Plus) gibt es die Möglichkeit, eine Qualitätskontrolle durchzuführen. Um Gerätefehler oder nicht mehr ordnungsgemäß funktionierende Reagenzstreifen zu entdecken, sollte eine Qualitätskontrolle durchgeführt werden. Die genaue Anleitung entnehmen Sie bitte der Gebrauchsanweisung der Geräte. Eine Qualitätskontrolle muß unter normalen Umständen etwa alle 4–6 Wochen durchgeführt werden. Haben Sie in Ihrem Blut ein stark pathologisches oder nicht glaubhaftes Ergebnis gemessen, sollte ebenfalls eine Qualitätskontrolle durchgeführt werden. Eine Qualitätskontrolle sollte ferner erfolgen, wenn Sie sich nicht sicher sind, ob vielleicht äußere Einflüsse wie hohe Lufttemperatur oder Luftfeuchtigkeit die Reagenzien geschädigt haben. In einigen Ausweisen gibt es dafür eine Extraspalte, in der Sie das Ergebnis Ihrer Qualitätskontrolle eintragen können.

Gelegentlich werden Sie Ihr Meßergebnis mit dem des behandelnden Arztes vergleichen wollen. Dazu gilt das gleiche wie mit den Quick-Werten, die aus verschiedenen Labors stammen. Sie sind nicht vergleichbar! Zur Überprüfung können Sie aber die INR heranziehen. Dieser Wert muß bei beiden Verfahren annähernd übereinstimmen.

Das Ausfüllen des Ausweises

Den Ausweis, in den Sie alle Gerinnungskontrollen und Dosierungen geschrieben haben, sollten Sie immer mit sich führen. Haben Sie einen Unfall oder eine plötzliche Erkrankung (z. B. einen Herzinfarkt), sind diese Informationen überaus wichtig für Ihre Helfer und letztendlich für Sie selbst. Zu Hause in der Schublade würde der Ausweis zwar mehr geschont werden – wie manche Patienten argumentieren – aber im Falle eines Notfalles ist er dann nicht parat. Für den Notarzt oder den Arzt im Krankenhaus, in das Sie eventuell eingeliefert werden, muß sofort erkennbar sein, daß Sie Gerinnungshemmer einnehmen.

> Führen Sie den Antikoagulantienausweis immer mit sich, wenn Sie aus dem Haus gehen.

Wichtig ist es, daß dieser Ausweis vollständig ausgefüllt ist. Neben Ihrer Adresse und der Adresse des Arztes muß auch die möglichst genaue Art Ihrer Erkrankung angegeben werden. Im Falle einer erforderlichen Notfallbehandlung ist die Kenntnis Ihrer Erkrankung sehr wichtig. Wie oben schon erwähnt, kann man daraus auf die individuelle Stärke Ihrer therapeutischen Gerinnungshemmung schließen.
Da der Quick-Wert immer vom Reagenz abhängt, muß das *verwendete Reagenz* mitangegeben werden. Der Name des Reagenz kann im Labor erfragt werden. Sind Sie Selbstbestimmer, so tragen Sie den Namen des Gerätes (z. B. CoaguChek®) ein. Letztendlich sollte auch der Tablettenname Ihres Cumarinpräparates angeführt sein (insbesondere im Ausland wichtig).
Folgende Angaben dürfen im Ausweis nicht fehlen (Abbildung 38):

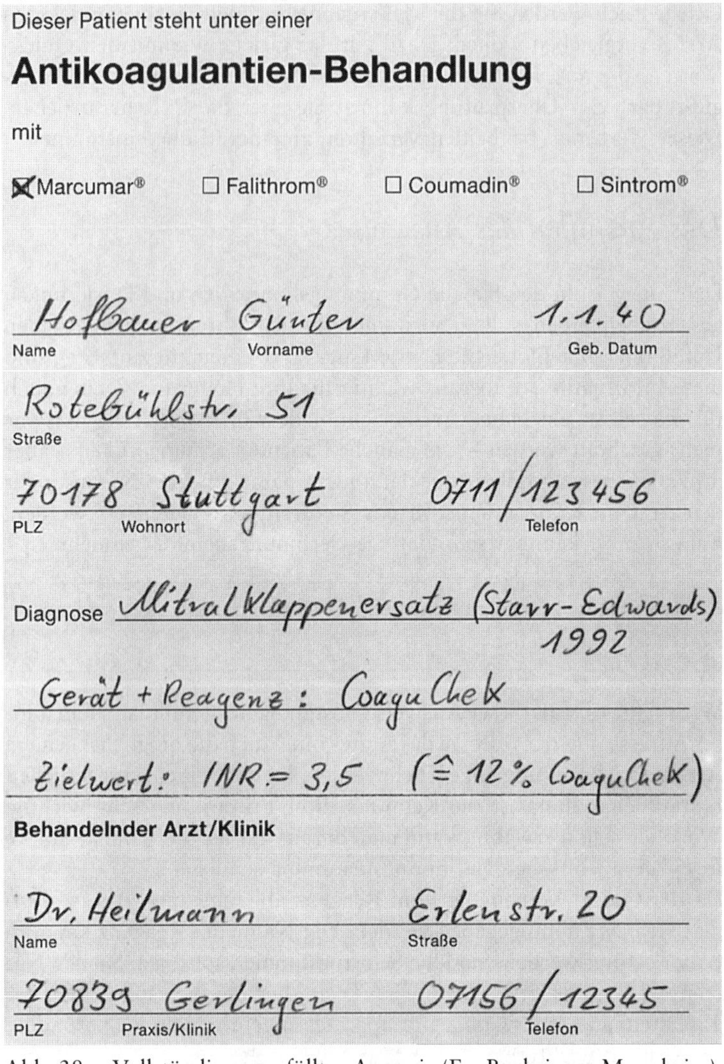

Dieser Patient steht unter einer

Antikoagulantien-Behandlung

mit

☒Marcumar®   ☐ Falithrom®   ☐ Coumadin®   ☐ Sintrom®

Hofbauer   *Günter*   *1.1.40*

Name   Vorname   Geb. Datum

Rotebühlstr. 51

Straße

70178 Stuttgart   *0711/123 456*

PLZ   Wohnort   Telefon

Diagnose *Mitralklappenersatz (Starr-Edwards)*
                                1992

Gerät + Reagenz : CoaguChek

Zielwert: INR = 3,5   (≙ 12 % CoaguChek)

Behandelnder Arzt/Klinik

Dr. Heilmann   *Erlenstr. 20*

Name   Straße

70839 Gerlingen   *07156/12345*

PLZ   Praxis/Klinik   Telefon

Abb. 38:   Vollständig ausgefüllter Ausweis (Fa. Boehringer Mannheim)

- Adresse und Telefonnummer des Patienten
- Adresse und Telefonnummer des behandelnden Arztes
- Genaue Erkrankung bzw. Art der Prothese (bei künstlichen Herzklappen auch Typenbezeichnung und OP-Datum)
- Zielwert und therapeutischer Bereich der INR für Ihre Erkrankung und ihr Risiko
- Reagenz und Methode (bei Selbstkontrolle Name des Gerätes)
- Blutgruppe
- Tablettenname (welches Cumarinpräparat: In Deutschland fast nur *Marcumar*® bzw. *Falithrom*®; im Ausland sind zum Teil andere Tabletten üblich)

4.4 Woran erkenne ich eine übermäßige Gerinnungshemmung?

Eine übermäßige Gerinnungshemmung kann dann vorkommen, wenn Sie entweder zu viel Cumarin-Tabletten eingenommen haben oder sich die Vitamin K-Aufnahme aus irgendeinem Grund, z. B. Durchfall oder insgesamt weniger Nahrungsmenge, verringert hat. Ein häufiger Grund ist ferner die zusätzliche Einnahme von Medikamenten. Eine übermäßige Gerinnungshemmung liegt immer dann vor, wenn die INR über dem therapeutischen Bereich (der Quick-Wert unter dem therapeutischen Bereich) liegt.

Die ersten Anzeichen einer Überdosierung

Die Symptome einer beginnenden Überdosierung, die unten angeführt sind, können manchmal sehr gering sein, manchmal sind sie stark auffällig. Sie sollten aber in jedem Fall beachtet werden. Hier sind die wichtigsten angeführt:

- **Nasenbluten**
- **Stärkeres Zahnfleischbluten**
- **Blutiger Urin** (Urin kann leicht bis stark rötlich sein)
- **Blut im Stuhl** (Blut, das aus den unteren Darmabschnitten oder aus Hämorrhoiden kommt, ist normalerweise hellrot)
- **Schwarzer Stuhl** (Blut, das aus dem Magen oder den oberen Darmabschnitten kommt, gibt dem Stuhl eine schwarze Farbe)
- **Verstärkte Monatsblutung** bei Frauen
- **Kleine Blutungen unter der Haut** an stark belasteten Stellen (punktuelle Haut- oder Schleimhautblutungen)

Findet sich eines dieser Symptome bei Ihnen, sollten Sie unbedingt eine Gerinnungsmessung durchführen. Bestätigt die Messung die Überdosierung (zu hohe INR bzw. zu niedriger Quick-Wert), müssen Sie Ihre Dosis reduzieren. Bei Blut im Urin oder Stuhl sollten Sie aber in jedem Fall Ihren Arzt konsultieren. Es könnte auch noch eine andere Ursache für die Blutung vorliegen.

Bei einer übermäßig *starken Gerinnungshemmung* (viel zu hohe INR bzw. zu niedriger Quick-Wert) können je nach Disposition folgende schwerwiegende Symptome auftreten. Bei solchen Anzeichen sollten Sie unverzüglich den Arzt aufsuchen.

- **Größere Muskelblutungen** selbst beim geringgradigen Anstoßen oder bei kleinen Stürzen
- **Gelenkblutungen** (z. B. dickes, geschwollenes Knie)
- **Gehirnblutungen** (z. B. bemerkbar durch starke Kopfschmerzen, Lähmungen, Seh- oder Sprachstörungen, Bewußtlosigkeit)

Wie erkenne ich eine versteckte Blutung?

Starke Blutungen, z. B. als Folge äußerer Verletzungen oder Blutungen im Nieren- und Blasenbereich, sind gut und schnell erkennbar. Anders verhält es sich, wenn eine schleichende Blutung, z. B. im Magen-Darm-Bereich, auftritt. Dies kann lange Zeit unentdeckt bleiben und auch bei einem INR- bzw. Quick-Wert innerhalb des therapeutischen Bereichs auftreten. Darum sollte ein sich selbst kontrollierender Patient sich sehr sorgfältig beobachten und insbesondere auch auf eine *Leistungsminderung* oder auf eine sich entwickelnde *Blässe* achten. Fallen diese Zeichen auf, sollte der Hausarzt aufgesucht werden, der dann die Hämoglobinkonzentration (roter Blutfarbstoff) im Blut kontrollieren und bei einer Abnahme dieses Wertes auf einen chronischen Blutverlust schließen kann. Außerdem kann er durch empfindliche Teste Blut im Stuhl nachweisen, das mit dem bloßen Auge nicht sichtbar ist.

Andere Ursachen für eine Blutung

Tritt eine plötzliche Blutung bei einem antikoagulierten Patienten auf, muß immer nach der *Ursache* geforscht werden. Die Erklärung, daß die INR sehr hoch war und darum z. B. eine Darmblutung erfolgte, ist nicht immer schlüssig. Meist hat die Blutung eine Ursache, die unabhängig vom Gerinnungshemmer ist. Aber durch die Antikoagulation ist die Blutung stärker oder früher zum Ausbruch gekommen. Typische Beispiele sind der *Magen- oder Darmpolyp* oder der *beginnende Darmkrebs*, die bei einem Patienten, der Gerinnungshemmer nimmt, sehr früh eine Blutung verursachen und damit auch früh entdeckt werden können. Die Heilungschancen sind deshalb größer!

> Nach einer Blutung ist es also immer wichtig – selbst wenn diese durch eine hohe INR erklärt scheint – die Blutungsquelle und -ursache durch einen Arzt abklären zu lassen.

Woran erkenne ich eine zu geringe Gerinnungshemmung?

Während eine Überdosierung mit Cumarinen und die daraufhin mögliche Blutung meist als das schlimmere Risiko herausgestellt wird, kann auch eine *Unterdosierung* schwerwiegende Folgen haben. Eine zu geringe Gerinnungshemmung liegt vor, wenn z. B. durch die Einnahme von zu wenig Cumarin die INR unterhalb des therapeutischen Bereichs liegt (und der Quick-Wert zu hoch ist). Auch durch Medikamente oder Nahrungseinflüsse kann es zu einem zeitweisen Mehrbe-

darf von Cumarin kommen. Da die Gerinnungshemmung bei Herzin-
farktpatienten und bei an den Herzklappen operierten Patienten kontinuierlich wirken muß, ist bei einer Unterbrechung der Therapie gerade bei diesen Patienten das Risiko einer Thrombose oder eines In-
farktes groß. Ist also die INR unter den gewünschten Bereich gesun-
ken, müssen Sie durch eine vorsichtige Steigerung der Dosierung versuchen, den Wert wieder anzuheben.

Die ersten Anzeichen einer beginnenden Thrombose

Wenn Sie regelmäßig Ihren INR- und Quick-Wert messen und ihn in
Ihrem individuellen therapeutischen Bereich gehalten haben, sollten
keine thrombotischen Komplikationen auftreten. Treten bei Ihnen
aber doch einmal die folgenden Symptome auf, die auf eine akute
Thrombose oder Embolie hinweisen, müssen Sie unverzüglich Ihren
Arzt (bzw. den Notarzt) verständigen. Meist ist dann mit der Gerinnungseinstellung doch etwas schief gelaufen (zu niedrige INR, zu hoher Quick-Wert); sehr selten treten allerdings auch unter einer gut ein-
gestellten Cumarintherapie Thrombosen auf.

- **Geschwollenes Bein, starke Schmerzen im Ober- oder Unterschenkel, Druckschmerz im Bereich der Beinvene** (Abbildung 23,
  S. 73).
- **Plötzliche Atemnot,** insbesondere wenn gleichzeitig eine tiefe
  Beinvenenthrombose aufgetreten ist, ist ein Hinweiszeichen für
  eine Embolie in der Lunge.
- Eine Thrombose im Bereich der Herzklappe äußert sich durch
  einen **abgeschwächten Klappenton und eine schlechtere Funktion der Klappe.** Die Leistungsfähigkeit nimmt ab, und es kann
  schon bei geringen Belastungen zur Atemnot kommen.
- Plötzliche **Sprach-, Seh- oder Gehstörungen** sprechen für Embolien im Gehirn (losgelöste Thromben, die dorthin gewandert
  sind). Es können auch genau lokalisierbare **Gefühlstörungen in
  den Gliedmaßen** auftreten.
- **Übelkeit, Schweißausbruch, Erbrechen, starke Schmerzen in
  der Brust** findet man beim akuten Herzinfarkt.

Fehler und Unachtsamkeiten, die zu einer Unterdosierung führen können

Die häufigste Fehlerquelle, die zur Unterdosierung führen kann, ist die Wechselwirkung mit Medikamenten. Beispielsweise erniedrigen die meisten *Antiepileptika* die INR, und es gibt relativ viele Patienten, die neben einem Cumarinpräparat auf diese Mittel eingestellt werden, z. B. Patienten, die nach einer durchgemachten Thrombose mit Hirnembolie eine Krampfneigung behalten haben. Werden diese Mittel neu angesetzt oder in ihrer Dosis erhöht, muß auch das Cumarin-Präparat in der Dosierung erhöht werden. Wird auf diese Änderung nicht geachtet, kann es zu einer Unterdosierung mit dem entsprechenden Thromboserisiko kommen. Ihr Arzt, der Ihnen die Medikamente verschreibt, sollte das Problem mit Ihnen ausführlich besprechen.

Wenn vor medizinischen Eingriffen die Gerinnungshemmung etwas zurückgenommen werden soll, muß darauf geachtet werden, daß die INR *nicht zu niedrig* eingestellt wird. Auch die Dauer dieser INR-Erniedrigung darf *nicht zu lange* währen. Ein Beispiel soll verdeutlichen, wie schnell es bei einer Unterdosierung zu einem Zwischenfall kommen kann. Bei einem 65-jährigen Patienten war während einer Cumarin-Pause wegen einer Zahnextraktion die INR zuerst langsam, dann aber sprunghaft sehr tief (INR : 1,2) gefallen. Er erlitt einen kleinen, nicht sehr stark ausgeprägten Herzinfarkt mit gottseidank nur geringen Symptomen. Um so einen Zwischenfall zu vermeiden, ist es wichtig, den Abfall der INR engmaschig zu verfolgen und gegebenenfalls dann gegenzusteuern.

4.6 Wie verhalte ich mich bei einem geplanten medizinischen Eingriff?

Ein immer wiederkehrendes Problem bei antikoagulierten Patienten sind medizinisch wichtige Eingriffe, seien sie nun diagnostischer oder therapeutischer Art. Sind es Eingriffe, bei denen es zu einer Gewebeverletzung, also zu einer Blutung, kommen kann, muß eine halbwegs funktionierende Gerinnung vorhanden sein. Das wird erreicht, indem die INR gesenkt bzw. der Quick-Wert erhöht wird.

Erforderliche medizinische Eingriffe

Es gibt eine Vielzahl von ambulanten medizinischen Eingriffen, von denen die zahnmedizinischen die häufigsten sind. Dann folgen die diagnostischen Punktionen, Gelenkeröffnungen, Angiografien (Gefäßuntersuchungen mit Kontrastmittel), Untersuchungen des Magen-Darm-Kanals mit der Notwendigkeit von Gewebeentnahmen oder Polypenentfernung. Je nach Blutungsrisiko muß die Gerinnungshemmung zurückgenommen werden, d. h. der INR-Wert muß gesenkt (der Quick-Wert erhöht) werden. Gehören Sie zu den Patienten, für die ein hohes Thromboserisiko besteht, muß als zusätzlicher Schutz Heparin gespritzt werden.
Der die Untersuchung oder Operation planende und durchführende Arzt z. B. der Radiologe, Internist oder Chirurg bestimmt, bei welchem INR- bzw. Quick-Wert er den Eingriff durchführen will und kann. Kein Eingriff verläuft wie der andere, und das Blutungsrisiko ist zudem vom Alter und der individuellen Krankheitssituation des Einzelnen abhängig.
Die häufigsten Fragen nach der zu empfehlenden INR werden vor zahnärztlicher Behandlungen gestellt. Bei einer *einfachen Zahnextraktion* empfiehlt sich die Einstellung einer INR von 2,5. Bei diesem Wert ist der Patient noch genügend geschützt, andererseits ist die Gerinnung soweit wieder funktionsfähig, daß bei kräftigem Abdrücken der Wunde eine kleinere Blutung bald zum Stillstand kommt.
Bei einer *schwierigeren Zahnentfernung* bzw. einem kieferorthopädischen Eingriff kann eine verringerte INR (bis 1,5) erforderlich sein. Dies muß der Zahnarzt abschätzen, denn er weiß am ehesten, wie stark die zu erwartende Blutung sein kann und wie gut seine Möglichkeit ist, sie lokal zu stillen. Er sollte auf alle Fälle immer über sogenannte *lokale Hämostyptika* (blutstillende Mittel) verfügen. Muß die INR stark gesenkt werden, sollten Sie zuvor auf jeden Fall Ihren Arzt (Internisten) befragen, denn je nach Höhe Ihres Thromboserisikos muß eventuell zusätzlich eine Heparinbehandlung erfolgen.
Bei der Planung *größerer Operationen* mit Klinikaufenthalt, z. B. Schilddrüsen-, Gallenblasen- oder Gebärmutteroperationen, wird Sie der durchführende Arzt ausführlich beraten. Meist wird dann das Cumarinpräparat vollständig abgesetzt, und Sie werden je nach Risiko durch die Gabe von hoch- oder niederdosiertem Heparin geschützt.

Heparin ist ideal, weil – wie vorne erwähnt – die erforderliche Gerinnungshemmung besser und schneller der jeweiligen Operationslage bzw. Nachsorge angepaßt werden kann als mit Cumarinen.

> Intramuskuläre Spritzen (in den Oberschenkel- oder Oberarmmuskel) dürfen wegen der Blutungsgefahr nicht gegeben werden!

Gegen intravenöse bzw. subkutane Spritzen bestehen keine Einwände. Können Impfungen subkutan gegeben werden, d. h. unter die Haut, sind sie bei mit Cumarin behandelten Patienten erlaubt. Sie sollten sich aber in Bezug auf Tetanus u.ä. rechtzeitig impfen lassen, damit Sie im Verletzungsfall bereits geschützt sind.

Wie verhalte ich mich bei Verletzungen?

> Sollten Sie sich als Patient, der Gerinnungshemmer einnimmt, eine kleine Verletzung zuziehen, brauchen Sie im Prinzip nicht anders zu handeln, wie jemand ohne Gerinnungshemmer.

Sie sollten allerdings daran denken, daß Sie wahrscheinlich *länger* mit einer Kompresse auf die Wunde *drücken müssen, bis die Blutung steht.* Bei größeren Schnitt- oder Platzwunden sollten Sie sicherheitshalber einen Arzt oder eine Krankenhausambulanz aufsuchen.
Falls es zu einer *arteriellen Blutung* kommt, die Sie deutlich an dem aus der Wunde *spritzenden Blut* erkennen, müssen Sie das Blutgefäß oberhalb der Verletzungsstelle abdrücken und sofort ein Krankenhaus aufsuchen.
Bei größeren Verletzungen, z. B. bei einem Auto- oder Arbeitsunfall, wird der Arzt im Krankenhaus zuerst versuchen, die Blutung operativ zum Stillstand zu bringen. Haben Sie bis dahin schon sehr viel Blut verloren, müssen Blutkonserven gegeben werden. Gleichzeitig werden *konzentrierte Gerinnungsfaktoren* gegeben, um ein sofortiges Anheben der Gerinnung zu erzielen. Diese Gerinnungsfaktoren werden aus Spenderblut gewonnen und stehen in jedem Krankenhaus schnell zur Verfügung. Um eine Übergerinnbarkeit des Blutes zu verhindern, wird dann Heparin gegeben.

Die Meinung, daß durch *Gabe von Vitamin K* (Konakion®) die Gerinnungsfaktoren schnell angehoben werden können, ist weit verbreitet. Dazu ist jedoch folgendes zu sagen: Vitamin K stimuliert nur langfristig die Bildung der Gerinnungsfaktoren. Diese Stimulierung setzt langsam ein, und es dauert mindestens 12 Stunden, bis ein deutlich niederer INR- bzw. höherer Quick-Wert erreicht ist. Darum ist es nicht sinnvoll, eine Ampulle Konakion® ständig mit sich zu führen, denn bei einer lebensbedrohlichen Blutung müssen *Gerinnungsfaktoren direkt zugeführt werden.* Bei einer kleineren Blutung, die gestillt werden kann, ist die Gabe von Konakion® nicht erforderlich und erschwert nur die weitere Einstellung des INR- bzw. Quick-Werts.

Endokarditisprophylaxe für Patienten mit künstlichen Herzklappen

Patienten mit künstlichen Herzklappen, sowie angeborenen oder erworbenen Herzfehlern sind besonders anfällig für eine *Endokarditis* (bakterielle Entzündung der Herzinnenhaut).

Bei einigen, normalerweise harmlosen medizinischen Eingriffen können leicht Bakterien ins Blut gelangen. Dies ist z. B. bei Untersuchungen im Bereich der *Blase* oder des *Darms* der Fall.

Auch bei einfachen zahnärztlichen Behandlungen wie *Zahnsteinentfernung* oder beim *Zahnziehen* können sehr leicht durch die entstehenden *kleinen Verletzungen* Bakterien in die Blutbahn eingeschwemmt werden, denn in der Mundhöhle und im Bereich der Zähne sind immer Keime vorhanden. Diese Keime können über den Blutkreislauf überallhin gelangen. Sie setzen sich bevorzugt an defekten oder künstlichen Klappen fest und können sich dort gut vermehren.

Um diese Keime unschädlich zu machen, ehe sie über den Blutkreislauf an die künstliche Klappe oder an den Klappendefekt gelangen und dort eine Entzündung hervorrufen, muß bereits *vor dem entsprechenden Eingriff eine Antibiotikumgabe* erfolgen. Gegeben werden meist Antibiotika, die ein breites Wirkungsspektrum besitzen, also viele verschiedene Arten von Bakterien erfassen können. Ein gut verträgliches Medikament ist z. B. Amoxicillin (3 Tbl. je 1g vor dem Eingriff und 1½ Tbl. nach dem Eingriff). Je nach der Art des Eingriffs werden auch andere Medikamente wie *Ofloxacin, Flucloxacillin, Clinamycin* (bei

Penicillinunverträglichkeit) oder eine Kombination aus zwei verschiedenen Antibiotika gegeben.

Die Dosierung und den genauen Zeitpunkt der Einnahme der Antibiotika sagt Ihnen Ihr Arzt, der Ihnen auch diese rezeptpflichtigen Medikamente verschreibt.

4.7 Patienten und ihre Erfahrungen mit der Selbstkontrolle

Die optimale Einstellung der Therapie

Die meisten Patienten, die nach unserer Schulung die Selbstkontrolle praktizieren, kommen gut zurecht und haben nach einer Eingewöhnungsphase keine Probleme mehr. Sie lassen zur eigenen Beruhigung gelegentlich bei uns nachmessen bzw. treten sie mit aktuellen Fragen an uns heran.

Generell empfehlen wir, in größeren Abständen (z. B. viertel- oder halbjährlich) mit dem betreuenden Arzt die gemessenen Werte zu vergleichen und über die erreichte Güte der Einstellung zu diskutieren.

An dieser Stelle einige interessante Fälle aus der Praxis:

Chinareisender

Ein berufstätiger Geschäftsmann, der viel nach China reist, hat sich für die Selbstkontrolle interessiert. Er kennt zur Genüge die Probleme, wenn er in einem fremden Land ist, dort keinen Arzt kennt und nicht einmal die Sprache versteht. Er muß sich dort auf die Werte und Therapieempfehlung eines Arztes verlassen, bei dem er nicht weiß, ob er seine Problematik und die von ihm angestrebte INR-Einstellung versteht.

Auf Reisen treten naturgemäß immer Probleme mit der stabilen Einstellung auf, da zu einer Umstellung der Essensgewohnheiten

meist noch ein gewisser Reisestreß kommt. Ihm haben wir stark geraten, seine Messungen künftig selbst vorzunehmen. Bei späteren
Treffen berichtete er, daß er sehr gut zurechtkommt, im Hotelzimmer oder bei Freunden seine Messungen durchführt und daß seine
Einstellung sehr stabil sei.

Blinder Patient
In unserer Ambulanz war lange Zeit ein blinder Patient, der es nun
schätzt, nicht mehr den für ihn beschwerlichen Weg zu uns zurück-
legen zu müssen. Für die Messung selbst braucht er natürlich seine
Frau. Bei den praktischen Übungen im Kurs ergab sich dann bei
ihm die Schwierigkeit, daß er sich nicht in die Fingerbeere stechen
wollte, da er auf das Lesen in Braille-Schrift (Blindenschrift) ange-
wiesen ist. Deswegen sollte bei ihm das Blut aus dem Ohrläppchen
abgenommen werden. Da aber das Gerät nicht an das Ohrläppchen herangeführt werden kann, ergab sich als Alternative nur der
Gebrauch einer Kapillare. Seine Frau nimmt das aus dem Ohr aus-
tretende Blut mit der Kapillare auf und bringt es damit sofort auf
den Reagenzträger. Etwas Übung war nötig, da bis zum Aufbringen
des Blutes auf den Reagenzträger nicht allzuviel Zeit verstreichen
darf.

Einstellung der Cumarintherapie bei kompliziert gelagerten Fällen

Es gibt manchmal Schwierigkeiten im Hinblick auf eine ausgewogene
Einstellung, wenn zwischen zwei Risiken abgewogen werden muß,
dem Risiko der Thrombose einerseits und der Blutungsgefahr durch
eine zusätzliche weitere Erkrankung andererseits.

Junge Frau, die zusätzlich zu ihrem Herzleiden eine Colitis ulcerosa hat

Eine etwa 30-jährige Frau nahm an unserer Schulung teil und wollte die für sie beste Gerinnungseinstellung erfahren. Als Trägerin einer Mitralklappe müßte sie eigentlich streng eingestellt sein, d. h. mit einer INR von 3,5 bis 4. Gleichzeitig leidet sie aber an einer entzündlichen Darmerkrankung, der *Colitis ulcerosa*. Diese tritt bei ihr schubweise mit schleimig-blutigem Durchfall auf. Mit der Zeit können sich bei dieser Erkrankung narbige Veränderungen bilden, und es kann zu einer Schrumpfung und Verkürzung des Darmes kommen. Wegen der möglichen Darmblutungen mußte sich diese Frau also auf eine weniger starke Gerinnungshemmung einstellen und wir empfahlen ihr eine INR von 3,0.

Familie mit Antithrombin III-Mangel:

Bei einer unserer Schulungen stellte sich eine Familie vor, die einen genetischen Antithrombin III-Mangel aufwies. Der Vater hatte schon einmal eine tiefe Beinvenenthrombose, seine Tochter einen Beckenvenenverschluß mit Lungenembolie erlitten. Beide mußten, da sie schon eine Thrombose durchgemacht hatten, mit Cumarin antikoaguliert werden (Verhinderung einer venösen Thrombose: INR etwa 2,5).

Was aber sollte mit dem Sohn der Familie geschehen, der ebenfalls diesen Antithrombin III-Mangel aufwies, aber keine Thrombose erlitten hatte? Er war zwar durch diesen Mangel gefährdet, aber vielleicht würde bei ihm nie eine Thrombose auftreten. Die Indikation für eine orale Antikoagulantientherapie ist in solchen Fällen nicht eindeutig und wird selbst von Experten unterschiedlich beurteilt. Wir entschlossen uns, ihn doch zu behandeln. Um aber das Risiko einer Blutung minimal zu halten, sollte er nur auf eine INR von 1,5 eingestellt werden. In diesem Bereich sind auch nur sehr langfristige Kontrollen nötig.

Einstellen der Cumarindosierung bei einem Wechsel der Klinik bzw. des Reagenzes

Patient, der während des Kuraufenthaltes zu hohe Dosierungen bekam

Ein 72-jähriger Patient war gut eingestellt; bei seinen 2-wöchentlichen Kontrollen lag sein INR-Wert immer um 3,0, und er erhielt als Erhaltungsdosis 6 mg Marcumar® in der Woche (d. h. insgesamt 2 Tabl. in der Woche).

Als er in eine Kurklinik ging, wurde dort auch sein Quick-Wert kontrolliert, und da die Klinik ein anderes Reagenz verwendet, war der dort gemessene Wert höher als der unsrige. Um den vermeintlich zu hohen Quick-Wert zu senken, bekam der Patient jetzt 9 mg, später sogar 12 mg Marcumar® in der Woche. Er war eindeutig zu stark antikoaguliert, denn als er sich nach der Kur wieder bei uns vorstellte, hatte er eine viel zu hohe INR von 4,5. Wenn die Ärzte in der Kurklinik schon nach dem Quick-Wert einstellen, hätten sie natürlich *den für ihr Thromboplastin geltenden therapeutischen Bereich* verwenden müssen.

Dieses Beispiel zeigt, wie wichtig es bei einem Wechsel zu einem anderen Labor ist, darauf zu achten, daß der therapeutische Bereich dem jeweils verwendeten Thromboplastin entspricht. Sicherer ist es immer, die INR statt den Quick-Wert zu verwenden.

4.8 Patientenschulung zur Selbstkontrolle

Wie bereits erwähnt, müssen Sie, bevor Sie die Selbstkontrolle der Gerinnungshemmung (Antikoagulation) durchführen, an einer Schulung teilnehmen.

In dieser Schulung werden alle wichtigen Themen, die für die Selbstmessung von INR- und Quick-Wert sowie für die Dosierung der Gerinnungshemmer relevant sind, besprochen; im wesentlichen ist es der Inhalt dieses Buches. Außerdem werden praktische Übungen an den Geräten durchgeführt. Es können Fragen gestellt werden, und zum

Abschluß wird ein schriftlicher Verständnistest durchgeführt. Anschließend bekommen Sie eine Bescheinigung, daß Sie die Schulung erfolgreich abgeschlossen haben. Die Teilnahme an dieser Schulung ist Voraussetzung für die Kostenübernahme der CoaguChek-Geräte durch Ihre Krankenkasse.

Wie erwerbe ich ein Gerät zur Selbstbestimmung?

Wenn Sie auf Grund Ihrer Erkrankung (Vorhofflimmern, künstliche Herzklappe usw.) oder eines vererbten Thromboserisikos lebenslang orale Antikoagulantien (Cumarine) einnehmen müssen, werden Sie wegen der Kostenübernahme keine Schwierigkeiten bei der Krankenkasse bekommen. Ihr Hausarzt oder Internist sollte Ihnen bescheinigen, daß Sie psychisch und physisch dafür geeignet sind, diese Selbstbestimmung durchzuführen. Damit können Sie sich an ein Schulungszentrum wenden, meist ein größeres Krankenhaus oder eine Rehabilitationsklinik. Das Alter spielt übrigens keine Rolle. Diese Zentren führen die ein- oder zweitägigen Schulungen in kleinen Gruppen durch. Hier können Sie nicht nur das theoretische sondern auch das praktische Wissen und den Umgang mit den Geräten erlernen. Wird Ihnen am Ende die erfolgreiche Teilnahme bestätigt, können Sie mit dieser Bescheinigung, der Verordnung durch Ihren Hausarzt und der Kostenübernahmeerklärung durch die Krankenkasse das betreffende Gerät direkt bei der Firma Boehringer Mannheim (Adresse siehe unten) bestellen. Das nötige Verbrauchsmaterial (Reagenzien, Qualitätskontrollen, Lanzetten) erhalten Sie durch Vorlage eines Rezeptes in Ihrer Apotheke.

Wo werden Schulungen abgehalten?

Wollen Sie an einer Schulung teilnehmen, müssen Sie sich an einem Schulungszentrum anmelden. Adressen von Schulungszentren, die es in der ganzen BRD gibt, erhalten Sie von der deutschen Herzstiftung oder von der „Arbeitsgemeinschaft Selbstkontrolle der Antikoagulation". In Österreich und in der Schweiz werden diese Zentren erst eingerichtet. Erkundigen Sie sich bitte bei den unten angeführten Adressen in den jeweiligen Ländern.

Deutsche Herzstiftung e.V.
Vogtstraße 50
60322 Frankfurt/Main
Postfach 180171
60082 Frankfurt/Main
Telefon 0 69/95 51 28-0; Fax 0 69/95 51 28-313

ASA = Arbeitsgemeinschaft Selbstkontrolle der Antikoagulation,
Geschäftsstelle, Postfach 14 26
57319 Bad Berleburg
Telefon und Fax 0 27 51/88 28 88

Dr. Franz-Josef Wittstamm
Kliniken Essen-Mitte, Knappschaftskrankenhaus
Am Deimelsberg 34a
45276 Essen
Fax 02 01/8 05 41 12

Dr. Uwe Taborski
Kerckhoff-Klinik
Benekestraße 2–8
61231 Bad Nauheim
Telefon 0 60 32/99 60

Fragen oder Bitten um Prospektmaterial zu den CoaguChek-
Geräten richten Sie

in Deutschland an
Boehringer Mannheim GmbH
Sandhofer Straße 116
68298 Mannheim
Telefon: 06 21/7 59 46 46

in Österreich an
Boehringer Mannheim GmbH Wien
Dr. Tomsik/Magister Kutalek
Engelhorngasse 3
1211 Wien
Telefon: +43 1 277870
Fax: +43 1 2778717

in der Schweiz an
Boehringer Mannheim (Schweiz) AG
6343 Rotkreuz
Telefon: +41 41 7996161
Fax: +41 41 7996553

Haben Sie in diesem letzten Kapitel alles verstanden? Wenn Sie möchten, können Sie dies mit Hilfe der folgenden Fragen überprüfen. Die Antworten finden Sie auf der Seite, die in Klammern steht.

● *Warum muß der Patient, der Cumarine einnimmt, seinen Antikoagulantienausweis immer mit sich führen? [S. 135]*

● *Warum darf die Dosierung der Cumarine nicht sprunghaft zu stark verändert werden? [S. 128]*

● *Warum ist es nützlich, den Verlauf der INR bzw. des Quick-Wertes grafisch darzustellen? [S. 132]*

● *Warum sollte ein zu starkes Drücken (Quetschen) des Fingers bei der Blutabnahme unterbleiben? [S. 123]*

● *Welche Anzeichen sind ein Hinweis auf eine möglicherweise zu starke Gerinnungshemmung? [S. 137 ff.]*

● *Wie ändern Sie Ihre Cumarin-Dosierung, wenn Ihre INR zu hoch ist? [S. 130]*

● *Wie verhalten Sie sich bei Verletzungen? [S. 143]*

5 Tabellen

Tabelle 1: Der Vitamin K-Gehalt in Lebensmitteln
Menge von Vitamin K (mg) in 100 g Lebensmitteln*

Lebensmittel (100 g)	mg Vitamin K
Sauerkraut	1,54
Rosenkohl	0,6
Hühnerleber	0,6
Sonnenblumenöl	0,5
Spinat	0,4
Weizenkeime	0,35
Brathuhn	0,3
Blumenkohl	0,3
Rindsleber	0,3
Rotkraut	0,3
Schweine-, Rindfleisch	0,2
Kohl	0,2
Kopfsalat	0,2
Sojabohnen	0,2
Kalbsleber	0,15
Broccoli	0,13
Leber (Fisch)	0,1
Karotten	0,08
Weizenkleie	0,08
Kartoffeln	0,05
Maiskeimöl	0,05
Hühnerei (pro Ei)	0,05
Maiskorn	0,04
Erbsen	0,04
Spargel	0,04
Schweineleber	0,03
Honig	0,025
Bohnen	0,02
Pilze	0,02
Erdbeeren	0,01
Tomaten	0,008
Kuhmilch	0,004

* Nach Hoffmann-La Roche AG, Patientenratgeber

Tabelle 2: Medikamente, die die Wirkung von Cumarinen verstärken können

Medikamenten-gruppe	Chemische Substanz	häufig verwendete Fertigarzneimittel (ges. gesch. Präparate-namen, Auswahl)
Antiarrhythmika (Mittel gegen Herz-rhythmusstörungen)	Amiodaron	Cordarex®
	Chinidin	Chinidin-Duriles®, Chinidin-retard-Isis®
Antibiotika	Penicilline, Ampicilline, Chloramphenicol, Tetracycline, Cephalosporine u.v.a.	eine Vielzahl von Handelsnamen
Antipilzmittel	Fluconazol Miconazol	Diflucan® Saft Daktar® Tabl.
Antidepressiva (Mittel gegen Depressionen)	trizyklische Antidepressiva	Saroten® Equilibrin® Nortrilen®
Antirheumamittel	Phenylbutazon	Ambene® Butazolidin®
blutfettsenkende Mittel	Colestyramin u. a. Ionenaustauscher	Cholestabyl® Colestid® Lipocol-Merz® Quantalan®
	Clofibrat und Abkömmlinge	Regelan® Befibrat® Bezafibrat® Cedur® Duolip® Gevilon® Lipanthyl® Kapseln Lipidil® Lipo-Merz® retard Normalip®

Tabelle 2: Medikamente, die die Wirkung von Cumarinen verstärken
können (Fortsetzung)

Medikamentengruppe	Chemische Substanz	häufig verwendete Fertigarzneimittel (ges. gesch. Präparatenamen, Auswahl)
	weitere Lipidsenker	Cranoc® Denan® Mevinacor®
blutzuckersenkende Mittel	Sulfonylharnstoffe*	Euglucon® Glibenclamid® Riker
harnsäuresenkende Mittel	Allopurinol	Zyloric® Urosin® Pureduct® Foligan®
harntreibende Mittel	Etacrynsäure*	Hydromedin® Uregyt®
Schilddrüsenhormone	L-Thyroxin	Euthyrox® L-Thyroxin Henning® Thybon®
Schmerzmittel, Grippemittel, Thrombozytenaggregationshemmer	Acetylsalicylsäure, Ticlopidin	Aspirin® Colfarit® Asasantin® Tiklyd® Neuranidal® Thomapyrin® Alka-Seltzer® Quadronal® ASS

* Diese Medikamente können auch abschwächend wirken

Diese Liste der Medikamente ist nicht vollständig! Bei den meisten Medikamenten
wurden, um den Rahmen dieses Buches nicht zu sprengen, nur die gebräuchlichsten
Vertreter einer Gruppe genannt. Immer vor einer neuen Tabletteneinnahme Arzt befragen und in der Packungsbeilage nachsehen!

Tabelle 3: Medikamente, die die Wirkung von Cumarinen abschwächen können

Medikamenten-gruppe	Chemische Substanz	häufig verwendete Fertigarzneimittel (ges. gesch. Präparate-namen, Auswahl)
Antiepileptika	Carbamazepin	Tegretal® Timonil® Sirtal®
	Diphenylhydantoin = Phenytoin	Epanutin® Phenhydan® Zentropil®
	Barbiturate	Lepinal® Luminal® Masalin®
Antipilzmittel	Griseofulvin	Gricin® Fulcin®
Tuberkulosemittel	Rifampicin	Rifa® Eremfat® Rimactam®

Diese Liste der Medikamente ist nicht vollständig! Bei den meisten Medikamenten wurden, um den Rahmen dieses Buches nicht zu sprengen, nur die gebräuchlichsten Vertreter einer Gruppe genannt. Immer vor einer neuen Tabletteneinnahme Arzt befragen und in der Packungsbeilage nachsehen!

Tabelle 4: Dosierungstabelle für die Antikoagulantientherapie
Die nachfolgend aufgeführte Tabelle bietet Ihnen Hilfestellung für eine feine Abstufung und exakte Dosierung Ihres Medikamentes Marcumar innerhalb einer Woche. Wenn eine geringe Dosisänderung nötig wird, gilt die Empfehlung zunächst nur 1/4 bis 1/2 Tablette pro Woche zu ändern, und die geänderte Dosis möglichst gleichmäßig auf die Woche zu verteilen.

Marcumar Tabl./Woche	Mo	Di	Mi	Do	Fr	Sa	So
½	0	0	¼	0	0	0	¼
¾	0	¼	0	¼	0	¼	0
1	¼	0	¼	0	¼	0	¼
1 ¼	¼	¼	0	¼	¼	¼	0
1 ½	¼	¼	0	¼	¼	¼	¼
1 ¾	¼	¼	¼	¼	¼	¼	¼
2	¼	¼	½	¼	¼	¼	¼
2 ¼	¼	¼	½	¼	¼	¼	½
2 ½	¼	½	¼	½	¼	½	¼
2 ¾	½	¼	½	¼	½	¼	½
3	½	½	¼	½	½	½	¼
3 ¼	½	½	¼	½	½	½	½
3 ½	½	½	½	½	½	½	½
3 ¾	½	½	¾	½	½	½	½
4	½	½	¾	½	½	½	¾
4 ¼	½	¾	½	¾	½	¾	½
4 ½	¾	½	¾	½	¾	½	¾
4 ¾	¾	¾	½	¾	¾	¾	½
5	¾	¾	½	¾	¾	¾	¾
5 ¼	¾	¾	¾	¾	¾	¾	¾
5 ½	¾	¾	1	¾	¾	¾	¾
5 ¾	¾	¾	1	¾	¾	¾	1
6	¾	1	¾	1	¾	1	¾
6 ¼	1	¾	1	¾	1	¾	1
6 ½	1	1	¾	1	1	1	¾
6 ¾	1	1	¾	1	1	1	1

Marcumar Tabl./Woche	Mo	Di	Mi	Do	Fr	Sa	So
7	1	1	1	1	1	1	1
7 ¼	1	1	1 ¼	1	1	1	1
7 ½	1	1	1 ¼	1	1	1	1 ¼
7 ¾	1	1 ¼	1	1 ¼	1	1 ¼	1
8	1 ¼	1	1 ¼	1	1 ¼	1	1 ¼
8 ¼	1 ¼	1 ¼	1	1 ¼	1 ¼	1 ¼	1
8 ½	1 ¼	1 ¼	1	1 ¼	1 ¼	1 ¼	1 ¼
8 ¾	1 ¼	1 ¼	1 ¼	1 ¼	1 ¼	1 ¼	1 ¼
9	1 ¼	1 ¼	1 ½	1 ¼	1 ¼	1 ¼	1 ¼
9 ¼	1 ¼	1 ¼	1 ½	1 ¼	1 ¼	1 ¼	1 ½
9 ½	1 ¼	1 ½	1 ¼	1 ½	1 ¼	1 ½	1 ¼
9 ¾	1 ½	1 ¼	1 ½	1 ¼	1 ½	1 ¼	1 ½
10	1 ½	1 ½	1 ¼	1 ½	1 ½	1 ½	1 ¼
10 ¼	1 ½	1 ½	1 ¼	1 ½	1 ½	1 ½	1 ½
10 ½	1 ½	1 ½	1 ½	1 ½	1 ½	1 ½	1 ½
10 ¾	1 ½	1 ½	1 ¾	1 ½	1 ½	1 ½	1 ½
11	1 ½	1 ½	1 ¾	1 ½	1 ½	1 ½	1 ¾
11 ¼	1 ½	1 ¾	1 ½	1 ¾	1 ½	1 ¾	1 ½
11 ½	1 ¾	1 ½	1 ¾	1 ½	1 ¾	1 ½	1 ¾
11 ¾	1 ¾	1 ¾	1 ½	1 ¾	1 ¾	1 ¾	1 ½
12	1 ¾	1 ¾	1 ½	1 ¾	1 ¾	1 ¾	1 ¾
12 ¼	1 ¾	1 ¾	1 ¾	1 ¾	1 ¾	1 ¾	1 ¾
12 ½	1 ¾	1 ¾	2	1 ¾	1 ¾	1 ¾	1 ¾
12 ¾	1 ¾	1 ¾	2	1 ¾	1 ¾	1 ¾	2
13	1 ¾	2	1 ¾	2	1 ¾	2	1 ¾
13 ¼	2	1 ¾	2	1 ¾	2	1 ¾	2
13 ½	2	2	1 ¾	2	2	2	1 ¾
13 ¾	2	2	1 ¾	2	2	2	2
14	2	2	2	2	2	2	2

6 Erklärung von Fachausdrücken

Adhäsion: Anheften (der Blutplättchen an die Gefäßwand)

Aggregation: Zusammenlagerung, Zusammenballung (in diesem Zusammenhang: Zusammenlagerung der Thrombozyten zur Blutstillung)

Aggregationshemmer: Hemmstoffe, die die Zusammenlagerung der Thrombozyten verhindern (der wichtigste Vertreter ist das Aspirin®)

Aneurysma: umschriebene Wandausbuchtung eines Blutgefäßes oder der Herzwand

Antiarrhythmika: Mittel gegen Herzrhythmusstörungen

Antibiotika: Medikamente, die Bakterien abtöten oder ihr Wachstum hemmen

Antidepressiva: Psychopharmaka, die zur Behandlung von Depressionen eingesetzt werden

Antiepileptika: Medikamente zur Behandlung der Epilepsie

Antikoagulantien: Medikamente zur Gerinnungshemmung

Antikoagulation: Gerinnungshemmung (Das Gegenteil von Koagulation = Gerinnung)

Antimykotika: Medikamente, die Pilze abtöten oder ihr Wachstum hemmen

Antiphospholipidantikörper: Antikörper, die gegen bestimmte Gerinnungsfaktoren – die Phospholipide – gerichtet sind (treten z. B. bei Erkrankungen aus dem rheumatischen Formenkreis auf)

Aorta: große Herzschlagader

APC-Resistenz: = aktivierte Protein C-Resistenz, vererbbare Thromboseneigung durch einen Defekt eines Gerinnungsfaktors (Faktor V); Protein C kann dadurch nicht voll wirksam werden

Arterie (arteriell): Gefäß, das vom Herz wegführt und unter hohem Druck steht

Arteriosklerose: Arterienverkalkung, chronisch fortschreitende Veränderung der Gefäße durch Einlagerung von Fettstoffen, Kalk und Fibrin; zunehmende Verhärtung der Gefäßwände mit Einengung des Innendurchmessers

Ballondilatation: siehe Dilatation

Betarezeptorenblocker (Betablocker): Medikamente, die die Betarezeptoren am Herz abblocken und dadurch den Blutdruck senken

Bypass: Umgehungskreislauf für eine oder mehrere verengte oder verschlossene Arterien (wird mit Venen- oder Kunststofftransplantaten angelegt)

Calciumantagonist: Medikament, das die Calciumwirkung am Muskel hemmt und den Energieverbrauch des Muskels senkt

Cellit: oberflächenaktive Substanz (aktiviert das endogene Gerinnungssystem)

Cholesterin: Ein Fett, das aus der Nahrung aufgenommen wird oder endogen in der Leber gebildet wird, Vorstufe der Gallensäuren und der Steroidhormone, wichtiger Bestandteil der Zellmembranen und der Nervenscheiden

Citrat: Salz der Zitronensäure

Colitis ulcerosa: Schleimhautentzündung des Dickdarms mit geschwürigen Wandzerstörungen

Creatinkinase: wichtiges Enzym zur Energiegewinnung; kommt in allen Muskelzellen (auch im Herzmuskel) vor

Cumarin-Derivate: vom Cumarin abgeleitete Moleküle, die die Synthese von Blutgerinnungsfaktoren hemmen

Cumarin-Nekrose: Abgestorbenes Gewebe (Haut- und Fettgewebe), kann bei Beginn einer Cumarin-Therapie auftreten

Defibrillieren: Beseitigung des Kammerflimmerns durch einen Elektroschock

Diabetes mellitus: Zuckerkrankheit

Dilatation (Ballon-): Erweiterung von teilweise verschlossenen Arterien (mittels eines Ballonkatheters)

Dipyridamol: Medikament zur Gefäßerweiterung und zur Hemmung der Thrombozytenaggregation

Disposition: Anfälligkeit

Diuretikum : harntreibendes Medikament

Doppler-Ultraschall-Untersuchung: Untersuchung mit Hilfe des Ultraschalls; d.i. eine Messung der Strömungsgeschwindigkeit des Blutes in Gefäßen und im Herz

Eiweißbindung: Die Anlagerung und Bindung von Medikamenten und anderen Stoffen am Bluteiweiß (z. B. Albumin)

EKG: Elektrokardiogramm; Aufzeichnung der elektrischen Ströme, die vom Herz ausgehen

Ellagsäure: oberflächenaktive Substanz (aktiviert das endogene Gerinnungssystem)

Embolie: Verschluß eines Gefäßes durch ein wanderndes Blutgerinnsel (Thrombus)

Embolus: Gerinnsel, das an einer anderen Stelle gebildet wurde und sich losgelöst hat und nun ein Gefäß verstopft

Endogenes System: Gerinnungssystem, das durch Fremdoberflächen aktiviert wird

Endokarditis: Entzündung der Herzinnenhaut mit Beteiligung der Herzklappen (Erreger meist Streptokokken, Enterokokken oder Staphylokokken)

Endothel: Gefäßinnenhaut

Enzyminduktion: Vermehrte Enzymaktivität, die durch bestimmte Medikamente hervorgerufen wird

Extrasystolen: vorzeitige Kontraktion des Herzmuskels; Störung des normalen Herzrhythmus

Extremität: obere bzw. untere Gliedmaße

Exogenes System: Gerinnungssystem, das durch freiwerdenden Gewebefaktor (Gewebethromboplastin) aktiviert wird

Fibrin: Gerinnungsfaktor, der das flüssige Blut gerinnen läßt

Fibrinogen : Vorstufe des Fibrins

Fibrinolyse : Auflösen eines Gerinnsels (durch körpereigene Aktivatoren oder durch von außen zugeführte Medikamente)

Fortsätze, cytoplasmatische: Ausstülpungen der Zellmembran zum Anheften an andere Zellen oder an das Endothel

Gallensäuren: in der Leber aus Cholesterin gebildete Säuren, werden in die Galle ausgeschieden; wichtig für die Fettverdauung und -resorption

gentechnologisch: Herstellung mit Hilfe der Gentechnik; die genetische Information für menschliche Proteine (Hormone, Gerinnungsfaktoren usw.) wird auf geeignete Wirtszellen, z. B. Bakterien, übertragen. Diese bilden dann das entsprechende Protein

Gerinnungsfaktor: Komponente bzw. Protein in der Gerinnung

Gerinnungsinhibitor: hemmende Komponente in der Gerinnung

Gewebe-Plasminogen-Aktivator (t-PA): Aktivator der Fibrinolyse, wird entweder aus dem Endothel freigesetzt und aktiviert dann Plasminogen oder wird als Medikament vom Arzt zur Auflösung von Thromben gegeben

Halbwertszeit: die Zeit, in der die Konzentration eines Gerinnungsfaktors oder eines Medikamentes um die Hälfte abgenommen hat

Hämodynamik: Gesetzmäßigkeiten, die die Strömung und die Fließeigenschaften des Blutes beschreiben

Hämolyse: Auflösung bzw. Zerstörung der roten Blutkörperchen

Hämophilie: Bluterkrankheit, (x-chromosomal-rezessiv-) erblicher Gerinnungsdefekt

Hämostyptika: Mittel für die lokale Blutstillung

Heparin: Wirkstoff (Mucopolysaccharid), der die Gerinnung hemmt (aus Rinderlunge oder Schweinedarm gewonnen)

Herzfrequenz: die Häufigkeit des Herzschlages (Schläge pro Minute)

Herzinfarkt: Untergang von Herzmuskelgewebe als Folge eines Koronararterienverschlusses

Hirninfarkt: akute Durchblutungsstörung im Hirn durch Verschluß einer Hirnarterie und dem darauffolgenden Untergang von Hirngewebe

Hirudin: Gerinnungshemmender Stoff, der im Blutegel vorkommt

hochmolekular: mit hohem Molekulargewicht (großes Molekül)

IE: Internationale Einheiten (Mengeneinheit; z. B. bei der Heparindosierung)

Inhibitor: Hemmkörper

Insuffizienz: ungenügende Leistung eines Organs (bei der Herzklappe ungenügender Verschluß)

Ischämie: Minderdurchblutung oder Blutleere eines Organs

ischämisch: minderdurchblutet

Kaolin: oberflächenaktive Substanz (aktiviert das endogene Gerinnungssystem)

Kapillaren: kleinste Gefäße, in denen der Sauerstoffaustausch stattfindet

Koagulation: Gerinnung (allgemein: Übergang eines flüssigen in ein gelartiges System)

Kollagen: Stützsubstanz, Hauptbestandteil des Bindegewebes

Kontraindikation (absolut oder relativ): Gegenanzeige, die vollkommen oder aber nur eingeschränkt gilt

Kontraktion: Zusammenziehen eines Muskels

Koronararterie, Koronarie: Herzkranzgefäß (Gefäß, das den Herzmuskel mit Sauerstoff versorgt)

Kreuzreaktivität: Reaktion eines Antikörpers gegen eine Substanz, die dem eigentlichen Antigen ähnlich ist

Kürette: Gefäß aus Spezialglas zur Aufnahme des Serums oder Plasmas und der Reagenzien für eine photometrische Messung

Leberzirrhose: Veränderungen der Leberstruktur durch Umbau und Einlagerung von Bindegewebe, ausgelöst durch Viren oder toxisch

Lipidsenker: Medikament, das den Blutfettspiegel senkt

Lokalisation: örtliche Lage (eines Symptoms, Schmerzes oder ähnlichem)

Lyse: Auflösen eines Gerinnsels (durch körpereigene Aktivatoren oder durch von außen zugeführte Medikamente)

motorisch: der Bewegung dienend

Nekrose: abgestorbenes Gewebe (örtlicher Gewebetod)

nephrotisches Syndrom: chronische Nierenerkrankung mit großem Eiweißverlust

neutralisieren: die (negative oder positive) Ladung eines Moleküls aufheben

niedermolekular: mit niederem Molekulargewicht (kleines Molekül)

niedermolekulares Heparin: Heparin, bei dem durch spezielle Verfahren nur die niedermolekularen Bestandteile vorhanden sind

Nitrokapsel, Nitrospray: Medikament (Glyceroltrinitrat), das eine Herzentlastung bewirkt und dadurch auch die Herzschmerzen senkt

Ödem: Wasseransammlung im Gewebe

orale Antikoagulation: (oral = durch den Mund) Gerinnungshemmung durch Tabletten

Osteoporose: langsamer Knochenschwund bzw. -erweichung

partielle Thromboplastinzeit (PTT): Test zur Bestimmung der endogenen Gerinnungsfähigkeit, dient u. a. zur Kontrolle der Wirkung von Heparin

partielles Thromboplastin: Reagenz für die Bestimmung der partiellen Thromboplastinzeit

Phlebographie: Röntgenologische Darstellung der Venen mittels Kontrastmittel

physiologisch: normal, im gesunden Körper ablaufend

Plaques: Beläge an der Innenseite der Gefäße, meist arteriosklerotischer Art

Plasma: Blut ohne zelluläre Bestandteile (Überstand im Röhrchen, wenn das ungerinnbar gemachte Blut zentrifugiert wird)

plasmatisch: im Blutplasma auffindbar oder bestimmbar

Plasmin: Fibrinspaltendes Enzym (zur Auflösung eines Gerinnsels)

Plasminogen: inaktive Vorstufe des Plasmin

Plazenta: Mutterkuchen, Nachgeburt

Postthrombotisches Syndrom: Chronisch venöse Rückflußstauung nach einer oder mehreren Thrombosen

Protamin: stark basischer Eiweißkörper, Antagonist für die Heparinwirkung

Protein: Eiweißmolekül

Protein C: Gerinnungshemmendes Protein (gegen F V und F VIII gerichtet)

Protein S: Kofaktor von Protein C, verstärkt die gerinnungshemmende Wirkung von Protein C

PTT: siehe partielle Thromboplastinzeit

punktieren (eine Vene): eine Vene anstechen und Blut abnehmen

Punktion: Einstechen mit einer Nadel und eventuelle Gewebeentnahme

Quick-Test (Thromboplastinzeit, TPZ): Test zur Bestimmung der exogenen Gerinnungsfähigkeit des Blutes (dient u. a. zur Kontrolle der Wirkung der Cumarine)

Reanimation: Wiederbelebungsversuch

Referenzbereich: Bereich, in dem die »Normalwerte« liegen

Resorption: Aufnahme von Nahrungsmittel aus dem Darm in die Blut- und Lymphgefäße

Screening: Vorfelddiagnostik; Durchuntersuchung von unausgewählten Personen, um bestimmte Merkmale zu finden

Serum: Blut ohne zelluläre Bestandteile und ohne Fibrinogen (Überstand im Röhrchen, wenn das geronnene Blut zentrifugiert wird)

Stase: Stillstand eines Flüssigkeitsstroms

Stenose: Engstelle

Streptokinase: Enzym, das aus Streptokokken gewonnen wird und ein starker Aktivator der Fibrinolyse ist

Streptokokken: Bakterien, die z. B. Erkrankungen im Mund- und Rachenbereich verursachen

subkutan: im Unterhautgewebe (lockeres Binde- und Fettgewebe); subkutan injizieren = unter die Haut spritzen

Sulfat: Salz der Schwefelsäure

Symptom: Krankheitszeichen

Syndrom: Krankheitsbild bzw. das dazugehörige Symptomenmuster

Synthese: Aufbau bzw. Zusammenbau eines Moleküls (chemische Verbindung)

Synthesehemmung: Hemmung des Aufbaus eines Moleküls

Thrombektomie: chirurgische Thrombenentfernung

Thrombin: Gerinnungsfaktor, der ziemlich am Ende der Gerinnungsaktivierung steht und der die Umwandlung von Fibrinogen in unlösliches Fibrin bewirkt

Thrombinzeit: Gerinnungstest, bei dem zum Citratplasma eine bestimmte Menge Thrombin gegeben wird (dient u. a. zur Kontrolle der Heparintherapie)

thrombogen: eine Thrombose begünstigend

Thrombophilie: Neigung zu Thrombosen

Thromboplastin: Gewebsthromboplastin, ein Wirkstoff, der in vielen Geweben vorhanden ist und der Auslöser für die (exogene) Gerinnung ist (Reagenz zur Quick-Wert-Bestimmung)

Thromboplastinzeit-Bestimmung (TPZ, Quick-Test): Test zur Bestimmung der exogenen Gerinnungsfähigkeit des Blutes und zur Kontrolle der Wirkung der Cumarine

Thrombose: Verstopfung eines Blutgefäßes durch ein ortsständiges Blutgerinnsel

Thrombozyten: Blutplättchen

Thrombozytenaggregation: Zusammenlagerung (Zusammenballung) der Blutplättchen

Thrombus: Blutgerinnsel

t-PA: siehe Gewebe-Plasminogen-Aktivator

Triglyceride: Blutfette (Ester aus Glycerin und drei Fettsäuren)

Troponin: Herzspezifisches Protein, das beim Herzinfarkt und starker Angina pectoris freigesetzt wird

unfraktioniertes Heparin: Heparin, das aus einem Gemisch von verschieden großen Mucopolysachariden und Polyschwefelsäureester besteht, wird nicht nach dem Molekulargewicht aufgetrennt

Urokinase: Aktivator für die Fibrinolyse

Vene (venös): Gefäß zum Herz zurückführend und nur unter niedrigem Druck stehend (venöses Blut: sauerstoffarmes und zum Herzen zurückfließendes Blut)

Ventrikel: Herzhauptkammer

Verbrauchskoagulopathie: starke Aktivierung des Blutgerinnungssystems, die zu einem Verbrauch von Gerinnungsfaktoren führt

Zytostatika: Medikamente, die die Zellteilung hemmen oder verhindern; werden zum Eindämmen des Tumorwachstums angewendet

7 Stichwortverzeichnis